新 薬剤師のための

第2版

輸液・栄養療法

一般社団法人 東京都病院薬剤師会 編

薬事日報社

●● 改訂にあたって ●●

　東京都病院薬剤師会輸液・栄養領域薬剤師養成特別委員会では，年間十数回の研究会と特別講演会を開催し，輸液・栄養領域に強い薬剤師の養成を目指している。近年，異常気象の影響などもあり，熱中症などの水電解質異常症例に接する機会も増え，また救急外来への薬剤師の進出に伴い，酸・塩基平衡の異常症例にも対応が必要となっている。NST（栄養サポートチーム）の一般化に伴い栄養療法の重要性は増しており，代謝の中心である腎臓や肝臓の疾患ごとの栄養療法にも薬剤師の知識や経験が求められている。そういった部分の知識を強化することで輸液・栄養領域に強い薬剤師を養成できることから，本書の構成を改訂した。

　本書では知識の整理に加えて，各章で症例検討とその解答例を作成しているが，現時点で考えうる治療法を載せているものの，決してそれがすべてではなく，日進月歩の医療に合わせて治療法は変化していくべきであるため，「解答例」とした。普遍的な部分は参考にされつつ，本書が輸液・栄養療法に強くなりたいと思うすべての薬剤師の背中を押す役割を果たせればと願う。

平成30年8月　第2版　編集委員一同

「新・薬剤師のための輸液・栄養療法 第2版」

㈳東京都病院薬剤師会
平成30年度　輸液・栄養領域薬剤師養成研究会

委員長：西澤健司（東邦大学医療センター大森病院）
委　員：藍澤牧美（公益社団法人東京都教職員互助会三楽病院）
　　　　相澤　学（公立学校共済組合関東中央病院）
　　　　伊藤圭介（東京慈恵会医科大学附属病院）
　　　　岩渕　聡（日本大学医学部附属板橋病院）
　　　　菊池憲和（日本大学病院）
　　　　髙坂　聡（東京医科大学八王子医療センター）
　　　　嶋村弘史（昭和大学病院附属東病院）
　　　　中山晴雄（特別委員）
　　　　前田匡輝（医療法人社団時正会佐々総合病院）
　　　　渡邊　徹（昭和大学藤ヶ丘病院）

•• 目　次 ••

第1章　水・電解質代謝とその異常

1．体液の区分と水分バランス ………………………………………………… 1
2．水分・電解質の出納 ………………………………………………………… 2
3．水・電解質の調節と輸液療法 ……………………………………………… 3
4．脱水症 ………………………………………………………………………… 4
　(1)　血漿浸透圧による脱水症の分類 ……………………………………… 5
　(2)　欠乏量の推定 …………………………………………………………… 7
　　　　●病棟薬剤業務で水・電解質異常を把握するためのポイント● ……… 9
　(3)　脱水症の輸液療法 ……………………………………………………… 9
5．電解質輸液の組成と特徴 …………………………………………………… 10
6．血清 Na 濃度の異常とその治療 …………………………………………… 11
　(1)　低 Na 血症 ……………………………………………………………… 11
　(2)　高ナトリウム血症 ……………………………………………………… 13

　[症例検討] …………………………………………………………………… 14

第2章　酸塩基平衡とその異常

1．酸と塩基 ……………………………………………………………………… 18
2．生体の酸塩基調節 …………………………………………………………… 18
　(1)　重炭酸緩衝系 …………………………………………………………… 19
　(2)　肺による調節 …………………………………………………………… 19
　(3)　腎による調節 …………………………………………………………… 19
3．酸塩基平衡異常の種類と原因 ……………………………………………… 20
4．肺と腎の代償作用 …………………………………………………………… 21
5．代償性変化の程度と限界 …………………………………………………… 22
6．酸塩基平衡異常の鑑別 ……………………………………………………… 22
7．酸塩基平衡異常の治療 ……………………………………………………… 24
　(1)　代謝性アシドーシス …………………………………………………… 24
　(2)　代謝性アルカローシス ………………………………………………… 25
　(3)　呼吸性アシドーシス …………………………………………………… 25
　(4)　呼吸性アルカローシス ………………………………………………… 26
8．酸塩基平衡異常はなぜ悪いのか？ ………………………………………… 26
9．薬剤によるアシドーシス・アルカローシス ……………………………… 27
10．酸塩基平衡異常分析に必要な式と用語の定義 …………………………… 28

　―酸塩基平衡　練習問題― ………………………………………………… 29
　[症例検討] …………………………………………………………………… 31

iii

目　次

第3章　栄養管理

1．なぜ栄養管理が必要か？……………………………………………………………… 36
2．低栄養の分類…………………………………………………………………………… 37
3．栄養アセスメント……………………………………………………………………… 38
　(1)　SGA（Subjective Global Assessment：主観的包括的評価）……………………… 38
　(2)　ODA（Objective Data Assessment：客観的栄養評価）…………………………… 40
4．栄養投与………………………………………………………………………………… 43
　(1)　栄養投与ルートの選択……………………………………………………………… 43
　(2)　合併症（表3-2）…………………………………………………………………… 45
　(3)　摂食・嚥下の時期的分類と薬剤が起因する摂食・嚥下障害…………………… 46
5．栄養投与量の決定……………………………………………………………………… 47
　(1)　Harris-Benedict の式………………………………………………………………… 47
　(2)　体重換算……………………………………………………………………………… 48
　(3)　間接熱量測定による安静時エネルギー消費量（Resting Energy Expenditure：REE）
　　　測定…………………………………………………………………………………… 48
　(4)　組成（タンパク質・脂質・糖質・ビタミン・微量元素）……………………… 49
6．栄養剤の種類（表3-9）……………………………………………………………… 53
　(1)　医薬品………………………………………………………………………………… 53
　(2)　食品関連……………………………………………………………………………… 54
7．栄養療法合併症………………………………………………………………………… 57
　(1)　refeeding syndrome…………………………………………………………………… 57
　(2)　糖代謝異常…………………………………………………………………………… 57
　(3)　アミノ酸代謝異常…………………………………………………………………… 58
　(4)　脂質代謝異常………………………………………………………………………… 58
　(5)　その他………………………………………………………………………………… 58

［症例検討］………………………………………………………………………………… 59

第4章　腎疾患における栄養療法

1．腎臓の機能……………………………………………………………………………… 62
2．慢性腎疾患（Chronic kidney disease：CKD）の定義……………………………… 62
3．CKD 患者の栄養状態………………………………………………………………… 64
4．CKD 患者の栄養評価………………………………………………………………… 64
　(1)　SGA…………………………………………………………………………………… 64
　(2)　ODA…………………………………………………………………………………… 64
　(3)　Geriatric Nutritional Risk Index（GNRI）………………………………………… 65
5．CKD 食事療法基準…………………………………………………………………… 65
　(1)　エネルギー…………………………………………………………………………… 66
　(2)　タンパク質…………………………………………………………………………… 66
　(3)　食塩…………………………………………………………………………………… 66
　(4)　カリウム……………………………………………………………………………… 66

目　次

　　　(5)　リン ………………………………………………………………………… *66*

　　［症例検討］ ……………………………………………………………………… *67*

第5章　肝機能障害と栄養療法

　1．肝臓の機能 ……………………………………………………………………… *69*
　2．病態の進行 ……………………………………………………………………… *70*
　3．肝硬変 …………………………………………………………………………… *70*
　4．肝疾患における栄養療法の基本 …………………………………………… *71*
　5．カルニチンの有効性 …………………………………………………………… *71*
　6．分食の有効性 …………………………………………………………………… *72*

　　［症例検討］ ……………………………………………………………………… *72*

付表
　表1．主な輸液製剤一覧表 ………………………………………………………… *78*
　表2．経腸栄養剤一覧表（医薬品） ……………………………………………… *86*
　表3．主な経腸栄養剤一覧表（食品） …………………………………………… *87*
　表4．臨床検査基準値 ……………………………………………………………… *92*
　表5．疾患別モニタリング検査値 ………………………………………………… *94*

索引 …………………………………………………………………………………… *96*

第1章

水・電解質代謝とその異常

1．体液の区分と水分バランス

　水分は主要身体構成成分であり，全体重での水分が占める割合は年齢や性別により異なる。男女ともに除脂肪体重あたりの水分量は約73％であるが，脂肪組織に約10％程度水分が含まれている。そのために体脂肪をほとんどもたない新生児は体重あたりの水分は75％近くだが，30歳代男性成人では約60％，同女性は脂肪を多く有することから体重比率は下がり約51％，70歳代男性では約50％，女性では約45％となる。

　身体構成成分の約60％（体重の約60％）が水分で占められている場合，40％が細胞内液（Intracellular Fluid：ICF），20％が細胞外液（Extracellular Fluid：ECF）である。細胞外液のうち15％が細胞膜と毛細血管壁の間にある組織間液（Interstitial Fluid：ISF）であり，5％が血管壁内の循環血漿である（図1-1）。

　体液電解質の構成成分は，細胞膜を境にして全く異なっている。細胞内液はカリウム（K^+）・マグネシウム（Mg^{2+}）・リン酸（PO_4^{2-}）などが多く，細胞外液はナトリウム

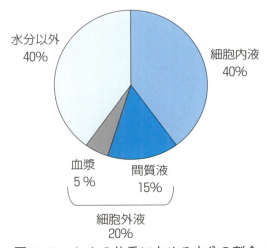

●●● 図1-1　ヒトの体重に占める水分の割合 ●●●

第1章　水・電解質代謝とその異常

（Na$^+$）・クロール（Cl$^-$）が多い。水分は細胞膜を介した移動は自由である。このことは後述する輸液による治療を理解する上で重要である。一方イオンはチャネルやポンプを介した移動のために，細胞内外で異なる電解質バランスが形成される（図1-2）。

	電解質	細胞外液			細胞内液
		血　漿		組織間液	
陽イオン	Na$^+$	142 mEq/L	毛細血管	144 mEq/L	細胞膜	15 mEq/L
	K$^+$	4 mEq/L		4 mEq/L		150 mEq/L
	Ca^{2+}	5 mEq/L		2.5 mEq/L		2 mEq/L
	Mg^{2+}	3 mEq/L		1.5 mEq/L		27 mEq/L
	合計	154 mEq/L		152 mEq/L		194 mEq/L
陰イオン	Cl$^-$	103 mEq/L		114 mEq/L		1 mEq/L
	HCO$_3^-$	27 mEq/L		30 mEq/L		10 mEq/L
	PO$_4^{2-}$	2 mEq/L		2 mEq/L		100 mEq/L
	SO$_4^{2-}$	1 mEq/L		1 mEq/L		20 mEq/L
	RCOO$^-$	5 mEq/L		5 mEq/L		
	タンパク質	16 mEq/L		0 mEq/L		63 mEq/L
	合計	154 mEq/L		152 mEq/L		194 mEq/L

●●図1-2　体液区分中の電解質組成●●

2．水分・電解質の出納

　水分の必要量は体表面積や気温などによる生活環境に依存している。これは水の喪失には皮膚からの汗と呼吸中の水分からの不感蒸泄があるからである。不感蒸泄は意識的に調整ができないので，不足分は飲水行動もしくは尿量を減らすことで体液量のバランスをとることになる。電解質は食事の内容により摂取量が異なるが，生体の恒常性を維持するために，後述するレニン・アンギオテンシン・アルドステロン系で主にバランスをとりながら，Na，Kの排泄を調節している（表1-1）。

● 表1-1　浸透圧調節と体液量調節 ●

	浸透圧調節	体液量調節
感知されるもの	血漿浸透圧	有効な組織灌流
センサー	視床下部浸透圧受容体	マクラデンサ（腎臓） 輸入細動脈 心房 頸動脈洞
効果器	抗利尿ホルモン（ADH）	レニン・アンギオテンシン・アルドステロン系 心房ナトリウムペプチド ノルエピネフリン 抗利尿ホルモン
影響を受けるもの	尿浸透圧 口渇 水分摂取	尿中Na排泄 口渇

(Helmut G. Rennke;Bradley M. Denker（著），黒川清（監修），和田健彦・花房規男（監訳）『体液異常と腎臓の病態生理 第3版』（メディカル・サイエンス・インターナショナル，2015）を一部改変)

3．水・電解質の調節と輸液療法

体液の調節は浸透圧調節系と容量（体液量）調節系によりバランスが保たれている。双方の系がフィードバック機構を形成し，お互いの欠乏状態を補っている（図1-3）。

浸透圧調節系としては，渇中枢と浸透圧受容器がその役割を担っている。血漿浸透圧上昇の変化を浸透圧受容器が感知すると，下垂体後葉から抗利尿ホルモン（Anti Diuretic Hormon：ADH）の分泌および渇中枢への働きかけがあり，口渇感から飲水することで血

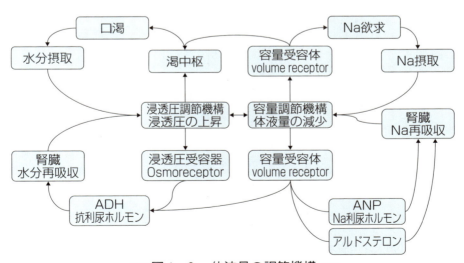

●● 図1-3　体液量の調節機構 ●●
（北岡建樹『チャートで学ぶ輸液療法の知識』（南山堂，1998）を一部改変）

漿浸透圧を正常化させる。

　容量（体液量）調節系では有効循環血漿量の低下を頸動脈洞，大動脈弓にある圧受容体が感知することで，交感神経を介した血圧維持機能が働く。また，腎臓の傍糸球体装置では腎血流の低下を感知してレニンの分泌が起こり，レニン・アンギオテンシン・アルドステロン系を介した血圧維持とNaと水の再吸収が起こる。

　輸液による水・電解質の補充は，直接静脈内へ投与するため，速やかな補充が可能である。大量出血などで循環血漿量が減少すると有効な循環が保てなくなるため，血漿の不足分を一時的に置換する役割で輸液が行われる。口から水分や食事が摂れない場合にも，経口摂取の代替として，水分・電解質・栄養素などの補充を目的に輸液が行われる。輸液ですべてをまかなう栄養法を完全静脈栄養法（Total Parenteral Nutrition：TPN）という。一方，可能な限り末梢静脈から多くの栄養を補給する方法を末梢静脈栄養法（Peripheral Parenteral Nutrition：PPN）という。静脈路の確保の目的で，静脈注射のルートを維持するために輸液が行われることがある。

4．脱水症

　脱水症という言葉は病態を正確に表していないので，混乱するかもしれない。水だけが体液から不足した病態を「dehydration」という。水は細胞内外を自由に通過するので，細胞内液と細胞外液が等しく減少している。血漿浸透圧は上昇しているので高張性脱水または水分欠乏型脱水という。一方，出血や下痢などで細胞外液が減少した病態を「Volume Depletion」という（図1-4）。身体所見，検査所見などから脱水の程度を評価し，治療を行っていく。脱水のタイプによる臨床症状の違いを示す（表1-2）。

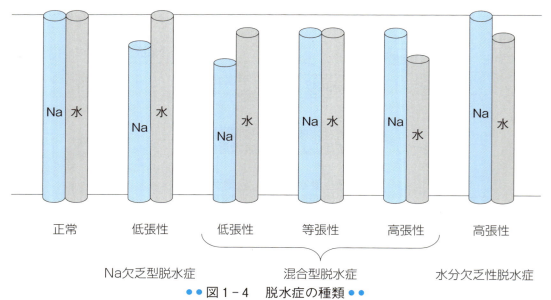

●●図1-4　脱水症の種類●●

（北岡建樹『チャートで学ぶ輸液療法の知識』（南山堂，1998）を一部改変）

第1章　水・電解質代謝とその異常

● 表1−2　脱水のタイプによる臨床症状の違い ●

		低張性脱水	高張性脱水
症状	皮膚ツルゴール	低下	正常
	口腔粘膜の乾燥	+	−
	頻脈	+	−
	立ちくらみ	+	−
	口渇	−	+
	頭痛	+	±
	痙攣	+	−
検査成績	循環血液量	減少	不変
	血清 Na	低下	上昇
	ヘマトクリット	上昇	不変〜軽度上昇
	尿量	減少	軽度減少
	血圧	低下〜ショック	ほぼ正常

　脱水症の多くは，水分も Na も欠乏した混合型脱水症を示すため，水分欠乏型あるいは Na 欠乏型のいずれが優位な脱水症であるかを区別することが重要になる。

(1)　血漿浸透圧による脱水症の分類

❶　低張性脱水

　水分欠乏よりも Na 欠乏のほうが相対的に多いため，細胞外液の浸透圧が減少する。その結果，細胞外から細胞内に水が移動し細胞外液量はさらに減少するため，循環血漿量の減少が生じ末梢の循環不全の症状が出現しやすい（図1−5）。

❷　等張性脱水

　細胞外液の浸透圧と等しい体液が失われるもので，主に出血，下痢，嘔吐，熱傷などによって，大量の細胞外液量が急速に失われる場合が相当する。この場合，細胞外液量が喪失するため浸透圧に変化はなく，したがって細胞内外の水の移動は生じない。このため，血管内の容量は減少した状態，つまり，循環血漿量の減少による血圧低下が顕著に現れる（図1−6）。

第1章 水・電解質代謝とその異常

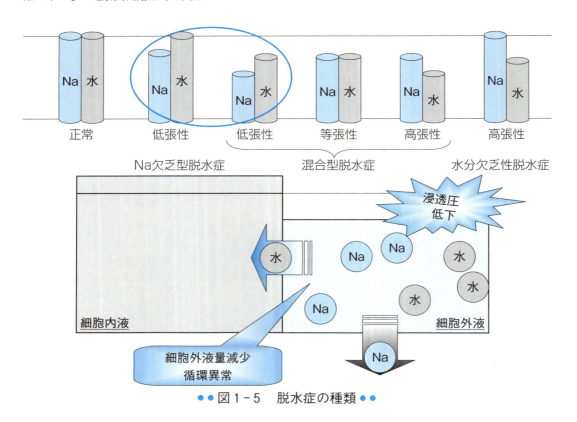

・・図1-5 脱水症の種類・・

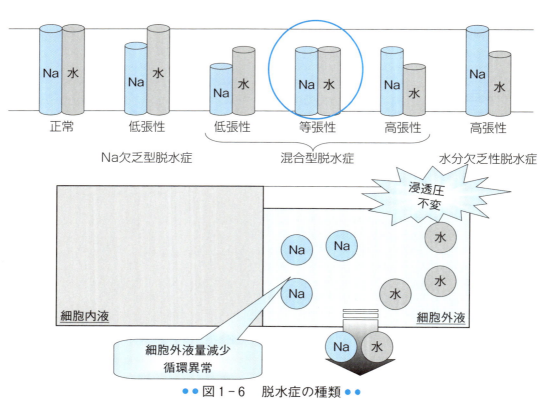

・・図1-6 脱水症の種類・・

❸ 高張性脱水

　Na欠乏よりも水分の欠乏のほうが相対的に多いために，濃縮されて細胞外液の浸透圧が上昇する。その結果，細胞内から細胞外に水が移動し，細胞外液の欠乏を補うように水の分布が変化する。循環血漿量はある程度保たれるため，末梢の循環不全の症状は出現しにくい。しかし，細胞内の脱水が起こるため，口渇感が強く現れる。通常の場合は，飲水により口渇は補正されるが，意識障害患者や小児，高齢者の場合は注意が必要である（図1-7）。

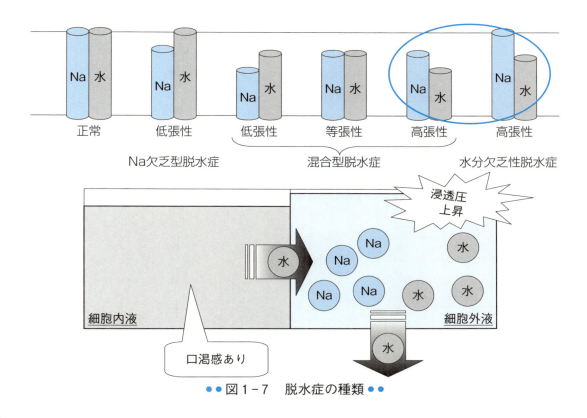

●●図1-7　脱水症の種類●●

(2) 欠乏量の推定

ア）体重から推定する方法：水分欠乏量（L）＝健常時体重（kg）－現在の体重（kg）
イ）ヘマトクリット（Ht）を用いる方法：水分欠乏量＝（1－45/Ht）×体重（kg）×0.6
ウ）血清総タンパク（TP）を用いる方法：水分欠乏量＝（1－7/TP）×体重（kg）×0.6
エ）血清Na濃度を用いる方法：水分欠乏量＝（1－140/Na濃度）×体重（kg）×0.6
オ）Na欠乏量＝（140－現在のNa濃度）×現在の体重（kg）×0.6

　上記イ）からオ）式は成人を対象とし，正常のヘマトクリット（Ht）を45％，血清総タンパク（TP）を7 g/dL，血清Na濃度を140 mEq/Lとし，体重の60％が全体水分量と仮定しての計算式であることに注意する。

・臨床的な症候からの推定（Marriott）（図1-8，図1-9）

第1章　水・電解質代謝とその異常

臨床症状から水分欠乏性脱水か判断でき，またその欠乏量を推定できる．

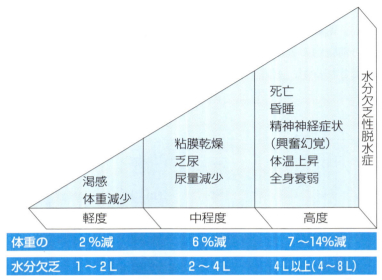

●●図1-8　水分欠乏性脱水症の症候と重症度（Marriott）●●
（北岡建樹『チャートで学ぶ輸液療法の知識』（南山堂，1998）を一部改変）

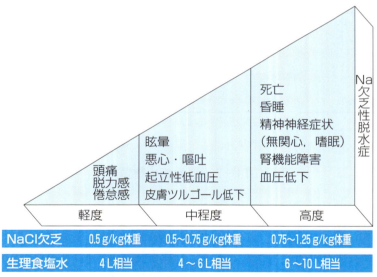

●●図1-9　Na欠乏性脱水症の症候と重症度（Marriott）●●
（北岡建樹『チャートで学ぶ輸液療法の知識』（南山堂，1998）を一部改変）

第1章　水・電解質代謝とその異常

● 病棟薬剤業務で水・電解質異常を把握するためのポイント ●

　1）尿量の変化を確認する

　尿量は日々摂取する飲食物の量や点滴による水分量により決まる。多尿は水分喪失による脱水症の原因となり，脱水による有効循環血漿量の低下は乏尿あるいは無尿の原因になり，その結果生じた腎機能障害は電解質異常や体液量の過剰の原因となる。

　2）体重の変化を確認する

　短期間の体重の変化は体液量の変化とほぼ一致する。すなわち，体重の減少は体液量の減少を，体重の増加は体液量の増加，浮腫，胸水，腹水の存在を意味する。

　3）飲食の状況や点滴量を確認する

　飲食物の摂取状況を知ることは体液・電解質異常の診断や治療に必要であり，また，栄養面からも有用である。総点滴量，電解質量を確認して，イン・アウトバランス・血清電解質濃度と比較する。

　4）発熱・発汗の有無を確認する

　発熱や発汗がなくても不感蒸泄として絶えず皮膚や気道から水分を喪失している。発熱や発汗が加わると，水分喪失だけではなく，Na などの電解質の喪失も伴い，脱水症を促進することになる。

　5）嘔吐・下痢の有無を確認する

　体内から消化液を喪失することは脱水症の原因になる。嘔吐や下痢の程度，頻度，持続期間などから喪失した量を推測することは重要である。また，胃液の喪失は酸の喪失を意味し代謝性のアルカローシスの原因となり，高度の下痢による消化液の喪失は代謝性のアシドーシスの原因となる。

　6）薬剤使用の有無を確認する

　利尿薬による脱水，電解質異常，抗利尿ホルモン不適切分泌症候群（Syndrome of inappropriate secretion of antidiuretic hormone：SIADH）を誘発する薬剤による水・電解質異常の可能性を薬歴から確認する。

　7）基礎疾患の有無

　基礎疾患の病態による体液異常との関係を評価する。

⑶　脱水症の輸液療法

　欠乏量を推定後，電解質輸液の投与量を決定する。輸液の投与量は一般的に以下の式で求められる。

**　　　投与すべき輸液量＝維持輸液量＋欠乏量×（安全係数：1／2または1／3）**

　ただし，発汗，下痢，嘔吐，消化液の吸引，腸瘻（ろう）からの排泄など非生理的な喪失があればその量（予測排泄量）を加える必要がある。その場合の当面の輸液量は，

**　　　維持輸液量＋欠乏量×（安全係数）＋予測排泄量**

となる。安全係数は，欠乏量を2〜3日かけて投与することを考慮し，1／2または1／3

9

第1章　水・電解質代謝とその異常

としている。維持輸液量は，生命を維持していく上で最低限必要な水分・電解質を投与する輸液量である。

維持輸液量＝尿量＋不感蒸泄＋便－代謝水

不感蒸泄は室温で12～15 mL/kg/day で，代謝水は 4 ～ 5 mL/kg/day である。また，この際の尿量とは，期待する尿量もしくは前日の尿量のことである。

この他，体重（kg）あたりで維持輸液量を計算する式として，乳児100 mL/kg/day，幼児80 mL/kg/day，学童60 mL/kg/day，成人25～30 ml/kg/day とする場合がある。

5．電解質輸液の組成と特徴

電解質輸液の基本は生理食塩液と 5 ％ブドウ糖液の割合で考える。点滴すると生理食塩液は細胞外液のうち間質と血管内に 3 ： 1 の割合で分布する。5 ％ブドウ糖液のブドウ糖は点滴後には速やかに代謝されて水と二酸化炭素に変化する。そのために 5 ％ブドウ糖液は水分の補給のために投与され細胞内：間質：血管に 8 ： 3 ： 1 の割合で分布する。本邦では 1 号液から 4 号液と名付けられた電解質輸液の製剤が充実しているが，その組成と特徴を把握することで，病態に応じた輸液製剤の選択が重要である。

❶　生理食塩液

細胞外液と浸透圧が等しい食塩液である。等張輸液のために「生理」食塩液と名前が付けられている。生理食塩液だけで細胞外液を補充しようとすると Cl イオンが過剰に補給されることとなり，高クロール性代謝性アシドーシスとなることがある。

❷　5 ％ブドウ糖液

ブドウ糖が組織に速やかに吸収されるため，細胞内外に水を供給する作用を持つ。ブドウ糖自体は投与時の浸透圧の調整用であり，エネルギー源としては少ない（5 ％500 mL で100 kcal）。体内に水分を補充するので細胞外液にも細胞内液にも均等に分布するため，細胞外液を特に補充したい Volume Depletion の時には不適切である。

❸　リンゲル液

細胞外液と似た電解質組成の製剤であり，生理食塩液に K やカルシウムを加えたのがリンゲル液である。リンゲル液でも Cl イオンが過剰となるために，酢酸や乳酸，重炭酸を加えて Cl イオン量を抑えた。酢酸リンゲル液，乳酸リンゲル，重炭酸リンゲルがある。ショック時のバイタルの安定化には最も効果的な輸液製剤である。カルシウム含有製剤となるので配合変化に注意が必要なことがある。

❹　1 号液　開始液【KN1号®・ソリタ T1号®・ソルデム 1 ® 等】

正確には Na イオン含有量が多いが，1 / 2 生食の特徴を有する製剤である。K を含まないため，腎機能障害のある患者の輸液として使われることがある。

⑤　3号液　維持液【KN3号®・ソリタ T3号®・ソルデム 3 A® 等】

　通常の状態で必要とされる Na と K をバランスよく含む製剤である。2 L を投与するとソリタ T3号で Na70 meq（NaCl として4.1 g），K として40 meq が補われる。

⑥　4号液　術後回復液【KN4号®・ソリタ T4号®・ソルデム 6® 等】

　電解質濃度が低く，水分補給を主な役割にしている。細胞が破壊されると血中 K は増加するため，術後回復液はカリウムフリーになっている。

⑦　高濃度糖加維持液（糖質7.5％以上）【例：ソリタ T3G®・ソルデム3AG® 等】

　末梢静脈から積極的にエネルギーを補給するために，維持液に7.5％もしくは10％濃度の糖分を付加している。穿刺部位の静脈炎に注意が必要である。

6．血清 Na 濃度の異常とその治療

　Na イオンは血漿浸透圧調節の中心となる。血液中と尿中の Na 濃度，血液と尿の浸透圧を測定することで，Na 異常の病態を理解する一助となる。

(1)　低 Na 血症

　血清 Na 濃度が125 meq/L だった症例を見た時に，塩分不足と簡単に評価してはいけない。循環動態が安定した症例ならば，その低 Na 血症は希釈性（水分の過剰）である可能性も考える。多くは Na バランス異常ではなく，水バランス異常である。

①　低 Na 血症の診断アルゴリズム

　急性か慢性的な経過なのかの判断は重要である。急性でかつ，意識低下などの神経症状が見られる場合は，治療に緊急性が生じてくる（表1-3）。血漿浸透圧と尿浸透圧，尿中 Na 濃度を測定する。また必要に応じて ADH，コルチゾール，レニンなどが測定される。血漿浸透圧が280 mOsm/kg 以下で尿浸透圧が100 mOsm/kg 以下ならば，希釈尿が出ていることになるために水制限と Na 補充で Na 濃度は回復してくる可能性がある。100 mOsm/kg 以上に濃縮されているならば，尿 Na 濃度を測定して30 mEq/L 以下か超過で鑑別する。30 mEq/L 超過かつ ECF が正常ならば，SIADH，副腎不全，甲状腺機能低下などが考えられる。薬剤性 SIADH の可能性を否定するために服薬歴を確認する。ECF が減少していれば，腎からの Na 喪失するような疾患や利尿薬の投与などを考える。30 mEq/L 未満かつ ECF が増加しているならば，心不全，肝硬変，ネフローゼなどを鑑別する。循環血漿量が減少していて，尿中 Na 濃度も低下しているならば，下痢，嘔吐，サードスペースへの移行など腎以外からの喪失が考えられる（図1-10）。

第1章　水・電解質代謝とその異常

● 表1-3　血清ナトリウム濃度と臨床症状の目安 ●

血清 Na 濃度	症　状
130 mEq/L 以上	一般的には無症状
120〜130 mEq/L	軽度の虚脱感や疲労感が出現
110〜120 mEq/L	精神錯乱, 頭痛, 悪心, 食思不振
110 mEq/L 以下	痙攣, 昏睡

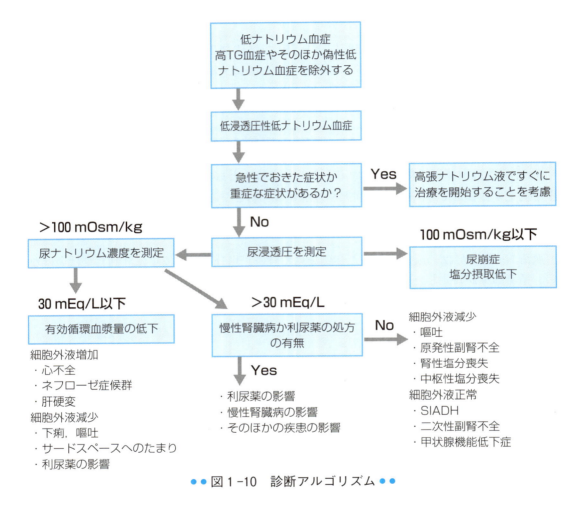

●● 図1-10　診断アルゴリズム ●●

❷　低 Na 血症の分類

1）偽性低 Na 血症

　中性脂肪や多発性骨髄腫による高ガンマグロブリン血症のようなタンパク成分過剰の時に, 偽性低 Na 血症に注意する。上記成分が測定容積（血清容積）を占有するために, 見かけ上血清 Na 濃度が低くなる。

２）抗利尿ホルモン不適切分泌症候群 SIADH（syndrome of inappropriate secretion of antidiuretic hormone）

血清浸透圧が低いにもかかわらず，ADH の分泌が持続して体液の軽度過剰となり低Na 血症になる。血漿浸透圧よりも尿浸透圧が高い時に本病態を疑う。薬剤による ADH分泌が疑われる場合は被疑薬を中止する。

３）鉱質コルチコイド反応性低Na血症 MRHE（mineral corticoid responsive hyponatremia of the elderly）

高齢者に発症する低ナトリウム血症で軽度の体液減少を伴う。腎での Na 再吸収機能の低下により起こる。ADH は体液量の減少を感知して相対的もしくは絶対的に高値となる。鉱質コルチコイドの投与で低 Na 血症が改善することがあり，診断的治療になり得る。

４）中枢性塩類喪失症候群：CSWS（cerebral salt wasting syndrome）

中枢性塩類喪失症候群はくも膜下出血，頭部外傷，脳外科手術後などの中枢神経疾患で，尿中 Na が不適切に排泄されて，低 Na 血症と細胞外液低下をきたす。中枢神経疾患や脳外科手術後に SIADH を疑い水分制限を行った時に，血圧低下など循環動態の悪化が見られた場合には，本疾患を疑う。

❸　低 Na 血症の治療（2014年欧州低 Na 血症ガイドライン）

・臨床症状を伴う重症の低ナトリウム血症では，最初の１時間で３％食塩水150 ml を20分で投与して血清 Na 濃度５meq/L の上昇を目標にして繰り返す。症状が改善しない場合は１meq/L/ 時間の上昇を目標に持続投与する。最初の24時間では10 meq/L 未満の上昇，その後130 meq/L になるまで24時間ごとに８meq/L 未満の上昇を目標にする。過剰な Na 補正をすると浸透圧性脱髄症候群（Osmotic Demyelination Syndrome：ODS）を起こすことがある。過剰補正された場合は再度血清 Na 濃度を低下させる。血清 Na 低下の期間，アルコール多飲歴，薬剤の影響も ODS のリスクになり得る。

・３％食塩液の処方例

生食　400 ml（塩分3.6 g）

10% NaCl　120 ml（塩分12 g）

15.6 g/520 ml＝0.03（３％）

・水分過剰（例：水中毒）の場合は水分制限を行う。特に SIADH の場合は重要である。

・細胞外液過剰の場合は，厳重な水制限，水排出促進，Na 摂取制限や Na 排出促進が必要である。

⑵　高ナトリウム血症

高 Na 血症（Hypernatremia）とは血液中の Na 濃度が145 mEq/L を超えることである。血清 Na の基準値は135～145 mEq/L であり，尿中 Na 排泄量は摂取量に応じて血清 Na濃度が維持されるように変化する。Na の摂取経路は経口および輸液であり，排出は主に腎臓へのレニン・アンジオテンシン・アルドステロン系による調節と心房性ナトリウム利尿ペプチド（Atrial Natriuretic Peptide：ANP）によって決定されている。

第1章　水・電解質代謝とその異常

❶　高Na血症の分類

1）Naの過剰による高Na血症

代表的疾患として，原発性アルドステロン症，クッシング症候群などが挙げられる。また，医原性には細胞外液や炭酸水素Na，NaClの過剰投与で起こる。

2）Na欠乏を上回る水分欠乏による高Na血症

下痢や発汗異常などで腎外からの水分喪失が多い時，視床下部の障害や尿崩症で起こる。脳血管障害や脳外科術後の視床下部障害でADHの分泌不全がある時，高血糖などによる浸透圧利尿やトルバプタンなどの利尿薬による腎からの水分喪失が多い時に起こる。

❷　高Na血症の治療

1）体液の減少が見られる場合

生理食塩液もしくは細胞外液を投与して体液を十分に補う。循環動態が安定したら，低張液もしくは5％糖液を投与して水分を補う。

2）体液の増加が見られる場合

塩分制限や利尿剤を投与してNaを体外に排泄しつつ，最小限の維持液の投与を行う。

［症例検討］

【症例1】

〔患者〕　78歳，男性

〔主訴〕　意識障害

〔既往歴〕　多発性脳梗塞，高血圧，慢性腎臓病

〔現病歴〕　2年前に発症した脳梗塞により，右不全麻痺があった。自宅や施設でリハビリを行っていたが，3ヶ月前に再梗塞を起こし，仮性球麻痺による嚥下障害が出現したために胃瘻（ろう）による栄養管理を行っていた。家族は経口摂取の希望が強く，楽しみ程度の食事は許可していた。5日前に誤嚥を疑う発熱（Max38.5℃）のためにスルバクタムナトリウム・アンピシリンナトリウム1.5g　1日3回と維持輸液1000mlによる輸液を4日間行い一度は解熱したが，本日，意識障害を起こしたために救急搬送されてきた。

〔初診時所見〕　意識レベル：JCS Ⅲ−100，血圧69/47 mmHg，102/min，体温36.0℃，口腔内乾燥著明，皮膚ツルゴール反応は低下

〔検査所見〕　TP：5.6 g/dL，Alb：2.6 g/dL，T-bil：0.2 mg/dL，BUN：244 mg/dL，Cre：6.76 mg/dL，Na：178 mEq/L，K：5.5 mEq/L，Cl：146 mEq/L，血糖値：270 mg/dL，尿中Na：42.1 mEq/L，尿中K：52 mEq/L，尿中Cl：25.1 mEq/L，血清浸透圧：476 mOsm/L，尿浸透圧：525 mOsm/L

問題❶　与えられた情報から患者の体液量を評価してください。

第1章　水・電解質代謝とその異常

問題②　血清 Na 値を評価してください。

問題③　血漿浸透圧を評価してください。

問題④　この患者の初期治療にどのような補液（種類・投与量）を行いますか？

問題⑤　入院第4病日の患者の状態を示す。
JGS-10，GCS E3V5M6，血圧120/64 mmHg，脈拍86 bpm 整，体温36.8 ℃
Na 156 mEq/L，K3.5 mEq/L，Cl 120 mEq/L，血糖103 mg/dl，BUN 18 mg/dl，Cr2.2 mg/dl
どのような輸液を行いますか？

解答例①

体重変化が不明のために，体液量全体を評価することはできないが，普段の体重が測定されずに緊急入院となることは経験することである。血圧が低く（69/47 mmHg），頻脈（102/min）であることや口腔内乾燥著明，皮膚ツルゴール反応が低下していることから，細胞外液の減少がある。

解答例②

高 Na 血症：Na 178 mEq/L

解答例③

実測血清浸透圧：476 mOsm/L
計算血清浸透圧：$2(Na + K) + 血糖/18 + BUN/2.8 = 2(178 + 5.5) + 270/18 + 244/2.8 = 469$
尿浸透圧：525 mOsm/L よりも血清浸透圧は低いので，進行した腎障害があるが尿濃縮能は残っている可能性がある。

解答例④

血圧が低く循環血漿量の低下があるので，高ナトリウム血症があるが細胞外液補充を優先するために，生理食塩水500 ml を1時間かけて投与する。血圧上昇が確認できなければ，さらに500 ml を追加する。過剰輸液にならないように胸水の有無や心胸比の増加，尿量，血清 Na 値のほか電解質を確認する。24時間あたりの血清 Na 値変化が10 mEq/L 以上にならないようにする。

解答例⑤

高 Na 血症は持続しているが，血圧，脈拍が安定していることから循環動態は安定したことが考えられる。そのために，自由水を補充する目的で維持輸液もしくは5％糖液に輸液内容を変更する。投与量は前日の尿量＋500 ml とする。

第1章　水・電解質代謝とその異常

［症例検討］

【症例2】

〔患者〕　67歳，男性

〔主訴〕　意識障害

〔既往歴〕　なし

〔現病歴〕　2週間前から倦怠感あり。3日前はイスに座ったまま動かないでボーッとしていたのを家族が心配して声をかけたりしていた。起床時から息切れがひどく，家族との会話も成立しなくなったために受診した。

〔患者背景〕　喫煙歴　1日30本30年間

〔身体所見〕　身長165 cm　体重55 kg　意識レベル JCS Ⅱ-30。血圧120/80 mmHg，心拍数62/min，体温36.0 ℃，四肢麻痺はなし，左肺音に湿性ラ音あり，下肢浮腫なし，脱水を疑う所見なし。

〔検査所見〕　TP：6.5 g/dL，Alb：3.5 g/dL，T-bil：0.8 mg/dL，BUN：8.2 mg/dL，Cre：0.51 mg/dL，Na：123 mEq/L，K：4.1 mEq/L，UA：6.4 mg/dL，尿中Na：190 mEq/L，尿中K：19 mEq/L

　　血清浸透圧：250 mOsm/L，尿浸透圧：730 mOsm/L　ADH：2.5 pg/mL

　　髄液検査：異常なし

　　画像：胸部レントゲン：左上肺野に肺炎像あり　頭部CT：異常なし

〔診断および治療〕　意識レベルの低下および痙攣は，低Na血症による症状と判断し治療を開始することになった。

問題❶　電解質と体液量を評価してください。

問題❷　治療方針を示してください。

問題❸　3％食塩水を調製してください。

問題❹　注意すべき治療合併症は何ですか？

解答例❶

　意識障害を伴う血清Na123 mEq/Lの低ナトリウム血症である。また，本症例では血清Na：123 mEq/L，K：4.1 mEq/Lに対して尿中Na：190 mEq/L，尿中K：19 mEq/Lと，尿中（Na＋K）が高いため，低Naはさらに進行する可能性がある。

　血圧120/80 mmHg，HR：62/min，胸・腹水はないので，細胞外液の低下は認めない。体液が過剰かどうかは発症前の体重がないので評価はできないが，変化がないか増加はあるかもしれない。

16

第1章　水・電解質代謝とその異常

解答例❷

　臨床症状を伴う低ナトリウム血症のために，3％食塩水を使用した治療と水分制限を行う。

解答例❸

　3％食塩液の処方例

　生食　400 ml（塩分3.6 g）

　10% NaCl　120 ml（塩分12 g）

　15.6 g/520 ml＝0.03（3％）

解答例❹

　過剰な Na 補正をすると浸透圧性脱髄症候群（Osmotic Demyelination Syndrome：ODS）を起こすことがあるので1日の血清 Na 補正速度は10 mEq/L までとする。

　3％食塩水による補正に関しては本文を参照すること。

　1 L の生理食塩液を投与すると，体重55 kg なので TBW（体液量）は，33 L

　Adrogue-Madias の式：$\Delta[Na] = \{輸液中[Na]＋[K]－血清[Na]\} \div（TBW（体液量）＋1）$からは，$\Delta[Na] = 154 － 123/33 + 1 = 0.9$ となり，1 L の生理食塩液の投与により，血清 Na を0.9 mEq 上昇させることが予測される。

参考文献

1 ）植村慶一（監訳）『オックスフォード生理学　原書2版』（丸善出版，2005）

2 ）北岡建樹『チャートで学ぶ輸液療法の知識』（南山堂，1995）

3 ）黒川清『水・電解質と酸塩基平衡―Step by Step で考える―改訂第2版』（南江堂，2004）

4 ）「特集ここさえ分かれば―輸液・水・電解質」，『medicina』（医学書院，2018，vol.55，No.7）

5 ）"Clinical practice guideline on diagnosis and treatment of hyponatraemia," *Eur J Endocrinol.* 2014 Jul；171(1)：L1-3.

6 ）Helmut G. Rennke；Bradley M. Denker（著），黒川清（監修），和田健彦・花房規男（監訳）『体液異常と腎臓の病態生理　第3版』（メディカル・サイエンス・インターナショナル，2015）

第 2 章

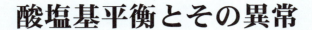

酸塩基平衡とその異常

　生命を維持するために，体液のpHの維持が必要である。そのpHは6.8〜7.6とされているが，通常は非常に狭い範囲（7.35〜7.45）に調節・維持されている。その調節は，主に腎と肺によって密接な関係をもってなされている。生体のpHが維持されていなければ生体の生命維持そのものが危ぶまれる。また酸塩基平衡異常には，電解質異常が伴うといっても過言ではない。代謝性アシドーシスでは高K血症，代謝性アルカローシスでは低K血症など，酸塩基平衡は電解質代謝とも密接な関係を持っている。酸塩基平衡異常を正しく解釈することで体液異常の病態・原因を知ることができる。

1．酸と塩基

酸とはHCl, H_2CO_3, H_3PO_4, H_2SO_4などの水素イオンを与える物質である。

$$HCl \Leftrightarrow H^+ + Cl$$
$$H_2CO_3 \Leftrightarrow H^+ + HCO_3^-$$
$$H_3PO_4 \Leftrightarrow H^+ + H_2PO_4^-$$
$$H_2SO_4 \Leftrightarrow 2H^+ + SO_4^{2-}$$

一方，塩基とはNH_3^-，HCO_3^-などの水素イオンを受ける物質である。

$$NH_3^- + H^+ \Leftrightarrow NH_4$$
$$HCO_3^- + H^+ \Leftrightarrow H_2CO_3$$

一般的に体液中では酸と塩基はH^+の受け渡しにより平衡関係を保っている。

2．生体の酸塩基調節

　酸塩基平衡の調節は生体のホメオスタシスによってpHが維持されている。通常は外部から酸や塩基が負荷されることはないが，①炭水化物の代謝により生じる酸の負荷（CO_2），②タンパク質代謝による不揮発酸（硫酸，リン酸）など，体内の代謝過程において常に酸が負荷される状態にある。そのため生体は常に酸を排出する働きをしている。その調節機

構は緩衝系，肺，腎臓が関連して調節を行っている。この調節機構は両方向性であり，生体が塩基性に傾けば逆に働き酸排出を抑制し塩基の排出を行っている。

(1) 重炭酸緩衝系

細胞外液による緩衝系には炭酸−重炭酸系，リン酸系，タンパク質系，ヘモグロビン系が存在するが，主たる緩衝系が炭酸−重炭酸系でHCO_3^-が塩基として働き，過酸を体外に排泄するまで一時的にpHの変動を小さくする役割をしている。

$$\boxed{\text{腎臓で再吸収}}$$
$$H^+ \ + \ HCO_3^- \ \Leftrightarrow \ H_2CO_3 \ \Leftrightarrow \ H_2O \ + \ CO_2$$
$$\boxed{\text{肺から排出}}$$

(2) 肺による調節

肺では血中のpH，P_{CO_2}などに反応して換気量を変化させてCO_2排出量を調節している。
血中のH^+が増加し酸性に傾くと，脳幹部の細胞が刺激され換気の促進が起きる。それによりCO_2の排出が増加してH^+を処理する。

$$\boxed{① \ \text{増加}}$$
$$H^+ \ + \ HCO_3^- \ \Leftrightarrow \ H_2O \ + \ CO_2$$
$$\boxed{② \ \text{肺からの排出が増加}}$$

逆に血中のH^+が減少し塩基性に傾くと，CO_2を蓄積させるため換気が抑制されH^+を増加させる。

$$\boxed{① \ \text{減少}}$$
$$H^+ \ + \ HCO_3^- \ \Leftrightarrow \ H_2O \ + \ CO_2$$
$$\boxed{② \ \text{肺からの排出が抑制}}$$

(3) 腎による調節

腎でのHCO_3^-再吸収とH^+排泄により酸塩基平衡の調節が行われている。近位尿細管での$Na^+ - H^+$交換輸送体によるH^+の分泌と滴定酸であるリン酸イオン，NH_4^+の形でH^+が排泄されている。

近位尿細管では$Na^+ - H^+$交換輸送体によってH^+が分泌される。重炭酸脱水素酵素の働きにより重炭酸はH_2OとCO_2に分解される。CO_2は細胞膜を通り細胞内で再び重炭酸イオン（HCO_3^-）となり，$Na + HCO_3^-$共輸送体により血液へ戻される（図2−1）。同時に近位尿細管ではグルタミンからNH_3が産生され，NH_4^+として尿中に排泄される。NH_3がH^+の受け皿としてH^+を排泄している。一方，遠位尿細管では分泌されたH^+が尿中に排泄されたリン酸やNH_3と結合し，滴定酸やNH_4^+としてH^+の排泄を促進している。腎臓においても逆に体液が塩基性に傾いた場合には，HCO_3^-の再吸収を抑制しHCO_3^-の排出を促進するように調節機構が働く。

第2章 酸塩基平衡とその異常

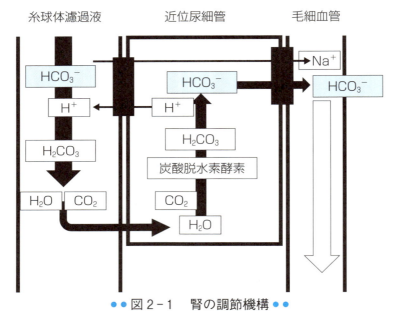

●●図2-1　腎の調節機構●●
（西澤和久『一目でわかる医科生化学』（メディカル・サイエンス・インターナショナル，2007）を一部改変）

以上のような酸塩基平衡の調節は Henderson-Hasselbalch の式で表される。
　　pH＝pKa＋log［HCO₃⁻］/［H₂CO₃］
　　＊pKa（炭酸・重炭酸解離係数）＝6.1

　　pH＝6.1＋log［HCO₃⁻］/［H₂CO₃］
　　＊［H₂CO₃］＝0.03×P_{CO₂}（炭酸濃度は動脈血中の P_{CO₂}に比例するため）
　　　　＝6.1＋log［HCO₃⁻］/0.03×P_{CO₂}
ここで HCO₃⁻ は代謝性因子，P_{CO₂}は呼吸性因子である。

すなわち，pH は HCO₃⁻ が上昇すると上昇し，低下すると低下する。そして，P_{CO₂}が増加すると低下し，低下すると上昇することになる。

3．酸塩基平衡異常の種類と原因

酸塩基平衡の異常の種類としては以下のようなものがあるが，実際には単独であるとは限らず，他の異常が併存すると考えたほうが良い。

　　代謝性アシドーシス　　　［HCO₃⁻］　↓　　pH↓
　　呼吸性アシドーシス　　　P_{CO₂}　　↑　　pH↓
　　代謝性アルカローシス　　［HCO₃⁻］　↑　　pH↑
　　呼吸性アルカローシス　　P_{CO₂}　　↓　　pH↑
　　［正常値］
　　HCO₃⁻：22～26 mEq/L　　P_{CO₂}：35～45 mmHg　　pH：7.35～7.45

❶ 代謝性アシドーシスの原因

　１）有機酸産生の亢進：ケトアシドーシス（糖尿病，飢餓，エタノール中毒等），乳酸アシドーシス（ビタミン B_1 不足，ショック等）

　２）不揮発性酸の排泄障害：急性腎不全，慢性腎不全，腎尿細管性アシドーシス等

❷ 呼吸性アシドーシスの原因

　１）肺胞低換気：慢性閉塞性肺疾患，気管支喘息，胸水，気胸

❸ 代謝性アルカローシスの原因

　１）アルカリ過剰投与：HCO_3^- およびクエン酸，乳酸塩，酢酸塩の過剰投与

　２）嘔吐：H^+，Cl^- の喪失

　３）利尿剤（ループ・サイアザイド系利尿薬）過剰投与：尿中への K，Cl の喪失

❹ 呼吸性アルカローシスの原因

　１）肺胞低換気を伴わない低酸素血症（低酸素血症が刺激となって換気量が増大する）：肺炎，間質性肺炎，うっ血性心不全

　２）呼吸中枢の刺激で過換気となる病態：脳腫瘍，髄膜炎，頭部外傷

　３）過呼吸症候群

4．肺と腎の代償作用

　生態においては体液の pH に変化をきたす異常が生じると，その異常を正常化するために肺または腎において代償機能が働く。このためアシドーシスやアルカローシスを呈する状態でも，代償機能によって pH の異常を示さない場合もある。

❶ 正常

　肺・腎機能正常：代償の必要なく，pH，P_{CO_2}，HCO_3 は正常値

❷ 呼吸障害時

　肺機能障害があり腎機能は正常である場合，腎での代謝性の代償作用が働く。

　呼吸性アシドーシスでは酸の排泄を増加，呼吸性アルカローシスでは酸の排泄を減少させる。

❸ 腎障害時

　肺機能は正常で腎機能に障害がある場合，肺での呼吸性の代償作用が働く。

　代謝性アシドーシスでは頻回の呼吸（Kussmaul 呼吸）で肺から CO_2 の排泄を亢進し，代謝性アルカローシスでは呼吸を抑制することで代償する。

第2章 酸塩基平衡とその異常

④ 呼吸・腎障害時

肺および腎がともに障害している場合，代償することができないため人為的対応が必要である。

5．代償性変化の程度と限界

酸塩基平衡異常における代償性変化の範囲は，単一の酸塩基平衡異常のみであれば一定の範囲に限られている。この予測の範囲を超えている場合は，他の酸塩基平衡異常を合併していると判断される。

● 表2-1　単純性酸塩基平衡異常における代償性変化の程度と限界 ●

一次性病態	一次性変化	代償性変化	変化の程度	限界
代謝性アシドーシス	HCO_3^- ↓	P_{CO_2} ↓	$\Delta P_{CO_2} = 1.2 \times \Delta HCO_3^-$	$P_{CO_2} = 15$
代謝性アルカローシス	HCO_3^- ↑	P_{CO_2} ↑	$\Delta P_{CO_2} = 0.7 \times \Delta HCO_3^-$	$P_{CO_2} = 60$
呼吸性アシドーシス	P_{CO_2} ↑	HCO_3^- ↑	急性 $\Delta HCO_3^- = 0.1 \times \Delta P_{CO_2}$ 慢性 $\Delta HCO_3^- = 0.35 \times \Delta P_{CO_2}$	$HCO_3^- = 30$ $HCO_3^- = 42$
呼吸性アルカローシス	P_{CO_2} ↓	HCO_3^- ↓	急性 $\Delta HCO_3^- = 0.2 \times \Delta P_{CO_2}$ 慢性 $\Delta HCO_3^- = 0.5 \times \Delta P_{CO_2}$	$HCO_3^- = 18$ $HCO_3^- = 12$

（花房規男『血液ガスの測定と臨床的意義』（medicina，1997）を一部改変）

6．酸塩基平衡異常の鑑別

酸塩基平衡の評価には pH，HCO_3^- 濃度のほか血液中の Na，Cl イオンも測定する必要がある。酸塩基平衡の異常を判断するためには以下のステップに従って評価する。

Step 1

pH から acidemia，alkalemia の判定を行う。

Step 2

P_{CO_2}，HCO_3^- および pH の値から acidemia，alkalemia の主たる変化として HCO_3^- の変化による代償性のものか，CO_2の変化による呼吸性のものかを判定する。

Step 3

Anion gap（AG）を計算し代謝性アシドーシスの評価を行う。AG が上昇していれば，さらに補正 HCO_3^- を計算する。補正 HCO_3^- が24 mEq/L 以上であれば代謝性アシドーシスに代謝性アルカローシスが併存している。24 mEq/L 以下であれば AG 正常な代謝性アシドーシスの合併が存在している。

$$AG = [Na^+] - ([Cl^-] + [HCO_3^-]) \qquad 正常値：12 \pm 2\ mEq/L$$

$$\Delta AG = AG - 12$$

$$補正\ HCO_3^- = 実際の\ HCO_3^- + \Delta AG$$

　＊AGは通常測定されない陰イオン（ケト酸，乳酸などの有機酸やアルブミンなど）の指標となる。AGの増加は不揮発酸の血中での増加を意味し，代謝性アシドーシスが存在することを示す。

　＊＊血清アルブミンが，1 g/dL減少するごとに計算上のアニオンギャップは2.5～3 mEq/L減少するため，低アルブミン血症の患者においてはAG高値の代謝性アシドーシスを見過ごさないように注意が必要である。

「AG正常」

　酸の排泄低下あるいはHCO_3^-の喪失の状態である。腎外性と腎性に分けられる。腎外性としては酸の負荷，高Cl性アミノ酸の投与（高Cl性アシドーシス），下痢やドレナージによる腸液（膵液・胆汁）の喪失（消化管性アシドーシス）による。腎外性では腎の代償作用として酸の排泄を促進するため，尿pHは通常5以下となる。腎性では腎尿細管性アシドーシス，腎機能低下（正常の1/3～1/4）による。

「AG増加」

　尿毒症性アシドーシス（リン酸，硫酸の貯溜），糖尿病性ケトアシドーシス（ケト酸の異常発生），乳酸アシドーシス（乳酸の処理不全および異常発生），中毒（メタノール，エチレングリコール，サリチル酸など）による。

　＊補正HCO_3^-は不揮発酸が存在しなかったと仮定した時のHCO_3^-の濃度である。不揮発酸が増加すると，その分だけHCO_3^-は消費され，実際のHCO_3^-は低下しているため補正HCO_3^-が必要である。

　＊＊エタノールやメタノール，エチレングリコールなどの摂取がある場合のAG増加型の代謝性アシドーシスが疑われる場合には血清浸透圧ギャップが有用である。

　　血清浸透圧ギャップ＝血清浸透圧－血清浸透圧計算値　正常値：約10 mOsm/kg

　　血清浸透圧値 ＝ 2 × [Na^+] ＋ [尿素窒素] ÷ 2.8 ＋ [血糖] ÷ 18

★ Na－Cl＝36から代謝異常の見つけ方

　AG = [Na^+] - ([Cl^-] + [HCO_3^-]) ：AG = 12，HCO_3^- = 24が正常値であると仮定。

　12 = [Na^+] - [Cl^-] - 24

　36 = [Na^+] - [Cl^-]

　　[Na^+] - [Cl^-] < 36　：代謝性アシドーシス

　　[Na^+] - [Cl^-] > 36　：代謝性アルカローシス

　注意：呼吸性アシドーシスの代償反応では当てはまらないこと。代謝性アルカローシス＋AG増加型の代謝性アシドーシス混合型では当てはまらない。あくまでも理論上での推定式でありNa－Cl＝36から解離していても必ず酸塩基平衡に異常があるわけではなく，Na－Cl＝36から解離していなくても酸塩基平衡に異常がある場合があ

第2章　酸塩基平衡とその異常

ることを考慮する。

Step 4

代償性変化が予測範囲内にあるか否かを判定する。

予測範囲（表2-1参照）内→　単純性酸塩基平衡異常

予測範囲外　　　　　　　→　混合性酸塩基平衡異常

★マジックナンバー15

代謝性異常において，呼吸代償の予測を簡便に確認する方法

予測 $P_{CO_2} = 15 + [HCO_3^-]$

予測 $P_{CO_2} \fallingdotseq$ 実測 P_{CO_2}：適正な代償反応

予測 $P_{CO_2} <$ 実測 P_{CO_2}：代謝異常＋呼吸性アシドーシス

予測 $P_{CO_2} >$ 実測 P_{CO_2}：代謝異常＋呼吸性アルカローシス

Step 5

以上のステップの結果，現病歴，身体所見，検査所見を総合して判定し，適切な治療方針を決定する。

7．酸塩基平衡異常の治療

酸塩基平衡異常の治療方針を示す。

⑴　代謝性アシドーシス

急性のアシドーシスか慢性のアシドーシスかを判断する必要がある。急性アシドーシス（ケトアシドーシス，乳酸アシドーシスなど）では高度な acidemia であることが多く，意識レベル，バイタルサインなど全身状態を把握して必要があれば対処する。

アシドーシス自体の治療だけでなく原疾患への治療を考慮する。原疾患に対する治療例を示す。

乳酸アシドーシス：心機能補助，貧血の是正，酸素投与

ケトアシドーシス：補液，インスリン投与

下痢：補液，原疾患への対処

さらに合併する病態の把握が必要である。呼吸性の代償や呼吸性アシドーシスの合併，さらにKバランスの把握と対応である。Kバランスにおいては細胞内外の K^+ の移動により高K血症を呈する場合もあり，初期，尿量が確保されていない状態ではKの投与は控える。下痢，糖尿病性ケトアシドーシスではK欠乏をきたしていることが多く，K値を

チェックしつつ，尿量が確保された場合や低 K 血症（K＜3.0 mEq/L）では K の補給を行う。

　pH と血清 K 値は逆の動きをとり，pH が0.1下がれば K 値は0.5上昇するとされている。アシドーシスにもかかわらず低 K 血症を見たら，K 欠乏が潜んでいる。

●表2-2　K 欠乏量●

血液 pH	7.1	7.2	7.3	7.4	7.5	K 欠乏量
血清 K 値 （mEq/L）	5.5	5.0	4.5	4.0	3.5	0 mEq
	5.0	4.5	4.0	3.5	3.0	100 mEq
	4.5	4.0	3.5	3.0	2.5	200 mEq
	4.0	3.5	3.0	2.5	2.0	300 mEq

（白髪宏司『血液ガス・酸塩基平衡に強くなる』（羊土社，2013）を一部改変）

　基本的にはアルカリ投与は安易に行わない。病態の改善により乳酸やケトンが重曹を産生し，アルカリ剤の投与により alkalemia を引き起こす。また，急激なアシドーシスの是正は低 K 血症やテタニーなどを引き起こす。したがって，アルカリ剤の投与は，① pH ＜7.1，重度の高 K 血症，急激なアシドーシスの進展などの重篤な病態，②輸液，カテコラミンなどによってもアシドーシスや循環動態が改善しない場合，に行うこととすべきである。HCO$_3^-$ を正常値にすることを目標とせず，全身状態を改善させることを目標とし最小限の補正にとどめる。

　　　HCO$_3^-$ 欠乏量（mEq）＝（24－実際の HCO$_3^-$）×0.5×体重（kg）

初期は推測欠乏量の 1／2 〜 1／3 を投与する。

　一方，慢性では呼吸性の代償も働き acidemia の程度も軽いことが多い。したがって治療はゆっくりで良い。

(2)　代謝性アルカローシス

❶　下痢，嘔吐による代謝性アルカローシス

　酸喪失と細胞外液量減少→尿中 Cl 低下（10 mEq 以下）→ HCO$_3^-$ の再吸収亢進→アルカローシス

　以上の病態から生理食塩液が第一選択で，低 K 血症を合併した場合は K 補充を行う。

❷　アルカリ剤過剰投与，鉱質コルチコイド過剰状態による代謝性アルカローシス

　K 喪失（腎での分泌亢進）→細胞内への酸の移動，尿中酸分泌，尿中 Cl 増加（20 mEq 以上）→アルカローシス

　原因薬剤を中止し，低 K 血症の是正を行う。生理食塩液では治療できない。

(3)　呼吸性アシドーシス

　酸素療法により低酸素血症を是正し肺胞換気量を維持する。薬物療法としては呼吸中枢

第2章　酸塩基平衡とその異常

刺激剤などが挙げられる。

(4)　呼吸性アルカローシス

　低酸素血症で肺胞換気量が増えている場合は，吸入酸素濃度を増加させる。過換気症候群では，鎮静剤の投与や袋による再呼吸など換気量を減らすようにする。

8．酸塩基平衡異常はなぜ悪いのか？

　酸塩基平衡に異常が生じると生体にとってどのような不都合が起きてしまうのか。アシドーシスおよびアルカローシスにより，以下（表2-3，表2-4）に挙げる症状が出現することが考えられる。

● 表2-3　アシドーシスの症候 ●

呼吸	過換気，努力性呼吸，呼吸困難
腎臓	H^+排泄促進（滴定酸，NH_4^+排泄増加）
心臓	心機能の抑制（収縮力の低下，興奮伝導の遅延） 末梢血管の収縮，カテコールアミンの反応性低下
神経	頭痛，意識障害，混迷，脳血管拡張（脳血流増加，脳圧亢進）
筋肉	脱力感，麻痺
消化器	悪心・嘔吐，肝血流減少
内分泌	カテコールアミン分泌促進
骨	骨粗鬆症，カルシウム塩の喪失
ヘモグロビン	$Hb\text{-}O_2$解離曲線右方偏位
糖代謝	解糖の抑制
電解質	高K血症，イオン化Ca増加，細胞内Na^+，K^+の細胞外移動

第2章　酸塩基平衡とその異常

●表2-4　アルカローシスの症候●

呼吸	換気の抑制
腎臓	HCO_3^-排泄の促進，尿 pH 上昇，滴定酸・NH_4^+の排泄減少
心臓	不整脈，末梢血管拡張 低 K 血症の心電図
筋肉	攣縮
神経	脳血流減少，意識障害
ヘモグロビン	$Hb-O_2$解離曲線の左方偏位
糖代謝	解糖の促進
電解質	低 K 血症，K 欠乏，Ca^{2+}欠乏，細胞外 Na^+，K^+の細胞内移動

（北岡建樹『よくわかる輸液療法のすべて』（永井書店，2003）を一部改変）

　表2-3および表2-4に示したとおり，アシドーシス時，およびアルカローシス時に生体に認められる症候は多数存在する。

　アシドーシスでは，細胞内からKが出ていくことによる高K血症は心血管系に大きな影響を及ぼすことが考えられ，致命的な症状を生じる可能性も否定できない。また，腎血管収縮による糸球体濾過や腎血流量の低下が見られ，腎臓への影響も知られている。また，骨の構成成分である$H_2PO_4^-$やHCO_3^-を遊離させ，結果的には骨脱灰や骨粗鬆症という病態を生じる。

　一方，アルカローシスでは，一般的にはアシドーシスの逆の現象として出現し，全身的に多彩な症状が生じる。

　Kについては逆向きに低値となり，アルカローシスでも不整脈などの循環器系へ影響をもたらす。また，中枢神経系には脳血管の攣縮による脳血流量の減少が起こり，めまい，失神，意識障害などが見られる。その他，$Hb-O_2$解離曲線を左方に移動させるため，末梢で酸素分圧が低下しても酸素がヘモグロビンから遊離しにくくなり，末梢組織が酸素欠乏となる。その結果，嫌気性代謝が促進され，乳酸産生が亢進する。

　このように，酸塩基平衡異常は，生体に様々な悪影響をもたらすことが理解できる。

9. 薬剤によるアシドーシス・アルカローシス

　輸液や利尿薬などが酸塩基平衡に異常を与えることは，ある程度の予測が可能であると思われるが，中にはその薬理作用から予想ができない薬剤も報告されている。

　アシドーシス・アルカローシスの原因となる薬剤については，以下（表2-5）の薬剤が報告されている。

第2章　酸塩基平衡とその異常

● 表2-5　アシドーシス・アルカローシスの原因となる薬剤 ●

代謝性アシドーシス （酸産生の増加）	アスピリン，サリチル酸，イソニアジド，ビグアナイド，カテコラミン，ヨード剤，テオフィリン，ジアゼパム，パパベリン，テトラサイクリン，鉄剤
代謝性アシドーシス （HCO₃⁻の損失）	**消化管からの消失**：下剤，コルヒチン，コレスチラミン **腎臓からの消失**：アムホテリシン B，リチウム，6-メルカプトプリン，アセタゾラミド，トリアムテレン，スピロノラクトン，タクロリムス，シクロスポリン，ACE 阻害薬，インドメタシン
代謝性アシドーシス （HCO₃⁻の希釈）	生理食塩水，ブドウ糖輸液
代謝性アルカローシス	NaHCO₃，アルカリ化剤（酢酸，乳酸，クエン酸，グルコン酸），輸血，鉱質コルチコイド，グリチルリチン

（飯野靖彦『一目でわかる血液ガス　第2版』（メディカル・サイエンス・インターナショナル，2013）を一部改変）

　薬剤性のアシドーシス・アルカローシスを起こす薬物は，大量服用などの中毒性のものが多くを占める。中毒性の代表的な例として，アスピリンが挙げられる。アスピリンは体内で速やかにサリチル酸に代謝され，乳酸またはケト酸などの産生を増加させ，AG 増加型の代謝性アシドーシスを引き起こす。

　その他，Ca 製剤と Mg 製剤の併用による高 Ca 血症を伴った代謝性アルカローシス（ミルク・アルカリ症候群）や甘草含有漢方薬の重複による低 K 血症を伴った代謝性アルカローシスは，業務上で遭遇する機会は考えられる。また，これらの原因物質の中には，市販薬として販売されているものもあり，注意する必要がある。

10.　酸塩基平衡異常分析に必要な式と用語の定義

❶　Henderson-Hasselbalch の式

$$pH = 6.1 + \log HCO_3^-/H_2CO_3$$
$$= 6.1 + \log [HCO_3^-]/0.03 \times P_{CO_2} \ (mmHg)$$

❷　動脈血での正常値と正常範囲

pH	$7.35 \sim 7.45$
$[H^+]$	$39 \sim 42$ mEq/L
P_{CO_2}	$35 \sim 45$ mmHg
HCO_3^-	$22 \sim 26$ mEq/L

❸　Anion gap

$$[Na^+] - ([Cl^-] + [HCO_3^-]) \quad 正常値：12 \pm 2 \ mEq/L$$

・acidemia：血液 pH が7.40より減少していること

・alkalemia：血液 pH が7.40より増加していること
・アシドーシス：体内に pH を上げる，すなわち HCO_3^- を上げる（代謝性），あるいは P_{CO_2} を下げる（呼吸性）異常なプロセスの存在している病態。
・アルカローシス：体内に pH を上げる，すなわち HCO_3^- を上げる（代謝性），あるいは P_{CO_2} を下げる（呼吸性）異常なプロセスの存在している病態。

Henderson-Hasselbalch 式からも明らかなように，一つの酸塩基異常しか存在しない時では，アシドーシスでは acidemia に，アルカローシスでは alkalemia になる。しかし，複数の酸塩基平衡異常の存在する時では，アシドーシスあるいはアルカローシスがあるからといって，それぞれ acidemia あるいは alkalemia があるとは限らない。

ここで，呼吸性アシドーシス，アルカローシスでは P_{CO_2} の変化が一次的な変化であり，これは肺呼吸による CO_2 の排泄によって規定される。したがって，呼吸性アシドーシスと呼吸性アルカローシスは同時に存在しえない。これに対し，代謝性のアシドーシス，すなわち一次的に HCO_3^- を下げる病態と代謝性アルカローシス，すなわち一次的に HCO_3^- を上げる病態は同時に存在することがある。

・anion gap（AG）：この増加は多くの場合は，代謝性アシドーシスの存在を意味する。正常値12±2
・補正 HCO_3^- 値：AG が増加している時に，その増加分（ΔAG），すなわち計算された AG と AG の正常値の差と実測された HCO_3^- の和は，この代謝性アシドーシスをきたした anion の増加分がなかったと仮定した時の仮想血清 HCO_3^- 値といえる。これを補正 HCO_3^- という。

====================== 酸塩基平衡　練習問題 ======================

ステップにしたがって分析してください。

問 1

pH：7.23　P_{CO_2}：20　HCO_3^-：8
Na：130　K：5.8　Cl：92　（単位省略）

『解説』

Step 1

pH：7.23（＜7.40）　⇒　acidemia である。

Step 2

acidemia は P_{CO_2}↑あるいは HCO_3^-↓であるので，P_{CO_2}：20（＜40 mmHg），HCO_3^-：8（＜24 mmHg）より HCO_3^-↓の異常があり，代謝性アシドーシスである。

Step 3

$AG = Na - (Cl + HCO_3^-) = 130 - (92 + 8) = 30 (>12)$，高 AG 型の代謝性アシドーシスである。

補正 $HCO_3^- = ΔAG + $ 測定 $HCO_3^- = 18 + 8 = 26 (≒24)$，24から著しく離れた値ではないので，補正 HCO_3^- は正常である。したがって代謝性アルカローシス，AG 正常な代謝性アシドーシスは合併していない。

第 2 章　酸塩基平衡とその異常

Step 4

　代償性変化 $\Delta P_{CO_2} = 1.2 \times \Delta HCO_3^- = 1.2 \times (24-8) = 19.2$，$40-19.2 = 20.8$ より呼吸障害は合併していない。

Step 5

　酸産生の増加（乳酸アシドーシス，ケトアシドーシス，糖尿病，飢餓，アルコール），不揮発性酸の排泄障害（尿毒症性アシドーシス，腎不全），薬物中毒の可能性。

問 2

pH：7.38　P_{CO_2}：24　P_{O_2}：110　HCO_3^-：14
Na：136　K：4.2　Cl：100　（単位省略）

『解説』

Step 1

　pH：7.38（＜7.40）　⇒　acidemia である。

Step 2

　acidemia は P_{CO_2}↑あるいは HCO_3^-↓であるので，P_{CO_2}：24（＜40 mmHg），HCO_3^-：14（＜24 mmHg）より HCO_3^-↓の異常があり，代謝性アシドーシスである。

Step 3

　$AG = Na - (Cl + HCO_3^-) = 136 - (100+14) = 22$，高 AG 型の代謝性アシドーシスである。
　補正 $HCO_3^- = \Delta AG + $ 測定 $HCO_3^- = 10+14 = 24$ となり，代謝性アルカローシス，AG 正常な代謝性アシドーシスは合併していない。

Step 4

　代償性変化 $\Delta P_{CO_2} = 1.2 \times \Delta HCO_3^- = 1.2 \times (24-14) = 12$，$40-12 = 28$ となり，P_{CO_2} 実測値は予測より低く，呼吸性アルカローシスを合併していると考えられる。

Step 5

　糖尿病性ケトアシドーシス，尿毒症性アシドーシス，乳酸アシドーシスなどの疾患のほか，アスピリンの大量服用による薬剤性のアシドーシスも考えられる。

問 3

pH：7.4　P_{CO_2}：12.8　HCO_3^-：7.7
Na：136　K：5.1　Cl：96　（単位省略）

『解説』

Step 1

　pH：7.4（＝7.40）　⇒　正常である。

Step 2

　P_{CO_2}↓あるいは HCO_3^-↓であるが，HCO_3^-↓の異常と判断され，代謝性アシドーシスである。

Step 3

　$AG = Na - (Cl + HCO_3^-) = 136 - (96+7.7) = 32.3$，高 AG 型の代謝性アシドーシスである。

補正 $HCO_3^- = \Delta AG + $ 測定 $HCO_3^- = 20.3 + 7.7 = 28$ となり，代謝性アルカローシスを併存している。

Step 4

P_{CO_2}：12.8で代償性の範囲は（表2−1）でも記載しているとおり P_{CO_2}15までなので，それよりも低くなっている。すなわち呼吸性アルカローシスが併存している。

Step 5

AG上昇の代謝性アシドーシス＋呼吸性アルカローシス＋代謝性アルカローシスの症例となる。この代謝性アシドーシスが乳酸アシドーシスと仮定した場合に考えられる原因を（表2−6）に挙げる。

● 表2−6　乳酸アシドーシスの原因 ●

タイプA 組織の循環不全 ・低酸素血症 （酸素供給不足）	・高度の貧血 ・うっ血性心不全 ・一酸化中毒 ・窒息
タイプB （酸素利用ができない）	・ビタミン B_1 欠乏 ・薬剤（表2−5） ・肝不全 ・悪性腫瘍 ・敗血症 ・先天性代謝疾患

呼吸性のアルカローシス：肺炎，うっ血性心不全，代謝性アルカローシス：嘔吐や利尿剤過剰投与などが考えられる。

───────────── ［症例検討］ ─────────────

【症例1】

〔患者〕　12歳，女性

〔主訴〕　意識障害

〔既往歴〕　なし

〔現病歴〕　数ヶ月前から多飲が目立つようになり，清涼飲料水を1日で2〜3L飲んでいた。搬送前日に食事が摂れず，悪心・嘔吐が続き，搬送当日の朝に意識障害を認め救急搬送となった。

〔バイタル〕　呼吸数35回/min，血圧106/54 mmHg，心拍数116 bpm，体温35.2 ℃

〔血液ガス〕　pH：6.85，PaO_2：297 mmHg，$PaCO_2$：10.6 mmHg，HCO_3^-：1.8 mmHg，Na：136 mEq/L，K：7.1 mEq/L，Cl：113 mEq/L，血糖：1130 mg/dL，Lac：1.1 mmol/L

〔検査値〕　HGB：13.6 g/dL，BUN：43.7 mg/dL，血清クレアチニン：1.43 mg/dL，血清浸透圧：376 mOsm/kg，尿ケトン（3^+）

第2章　酸塩基平衡とその異常

問題❶　酸塩基平衡を検討してください。

問題❷　輸液療法の目的・目標を検討してください。

問題❸　輸液療法と治療を検討してください。

解答例❶

Step 1

pH：6.85（＜7.40）⇒　acidemia

Step 2

P_{CO_2}↓・HCO_3^-↓であり，HCO_3^-↓の異常と判断され，代謝性アシドーシスが存在すると考えられる。

Step 3

$AG = Na - (Cl + HCO_3^-) = 136 - (113 + 1.8) = 21.2$，高 AG 型の代謝性アシドーシスである。

補正 $HCO_3^- = \Delta AG +$ 測定 $HCO_3^- = 9.2 + 1.8 = 11$　24以下となり，AG 正常な代謝性アシドーシスを併存している。

Step 4

P_{CO_2}：10.6で代償性の範囲は（表2-1）でも記載しているとおり P_{CO_2}15までなので，それよりも低くなっている。すなわち呼吸性アルカローシスが併存している。

Step 5

AG 増加型の代謝性アシドーシス＋呼吸性アルカローシス＋代謝性アルカローシスの症例となる。AG 増加するアシドーシスの原因として，糖尿病性ケトアシドーシス，乳酸アシドーシスなどがあるが，病歴と血糖の所見から糖尿病性ケトアシドーシスであることが推定される。

解答例❷

Step 1　脱水の補正

高血糖により浸透圧利尿が起こり脱水となり，心拍数の増加，腎機能障害が認められていると考え脱水の補正を行う。

Step 2　血糖コントロール

インスリンの持続静注で血糖を1時間ごとに50-75 mg/dL ずつの低下を目標に下げていく。目標は，150～200 mg/dL（アニオンギャップが正常化するまで）

＊1時間100 mg/dL 以上の急激な低下では浸透圧脳症を起こすことがあるため。

Step 3　電解質管理

通常，浸透圧利尿で Na，K は喪失していくはずだが，本症例では腎機能障害を認めており脱水で K の排出が低下し，さらにアシドーシスの影響で K が上昇していると考える。

第2章　酸塩基平衡とその異常

解答例❸

Step 1　脱水の補正

　腎機能障害も認められており，臓器障害がありショックと考え20−30 mL/kg の晶質液での補正を開始。

　本症例では生理食塩水1Lを投与開始する。その後血行動態が，安定し尿量が増加するまで生理食塩の投与を繰り返していく。血管内容量が満たされれば，体内総水分量の補充のため生理食塩水から開始液などに変更し150～500 mL/hr で輸液療法を継続していく。

Step 2　インスリン

　レギュラーインスリン0.1 U/kg/hr で，持続静脈注射で開始する。

Step 3　高 K

　現在は，高 K 血症が認められているため，グルコン酸カルシウム1gを2～3分かけて心筋細胞の細胞膜を安定化させる不整脈を予防する。インスリン投与後には，K が低下することが予想されるため K 推移を確認し，K があれば適宜補正を行っていく。

（田中竜馬『ワシントン集中治療マニュアル』（メディカル・サイエンス・インターナショナル，2010）より引用）

――――――――――――［症例検討］――――――――――――

【症例2】

〔患者〕　68歳，女性

〔主訴〕　悪心・嘔吐

〔既往歴〕　心房細動・心不全・陳旧性脳梗塞

〔現病歴〕　数日前より悪心・嘔吐があり救急外来を受診。外来受診日も悪心・嘔吐が続いており入院加療となった。

〔身体所見〕　身長140 cm，体重41 kg，皮膚ツルゴールの低下，口腔内の乾燥が認められた。

〔内服歴〕　ワーファリン・バイアスピリン・フロセミド・メインテート

〔バイタル〕　呼吸数11回 /min，血圧100/55 mmHg，心拍数110 bpm，体温36.0 ℃

〔血液ガス〕　pH：7.48，PaO_2：95 mmHg，$PaCO_2$：46 mmHg，HCO_3^-：31 mmHg，Na：138 mEq/L，K：3.0 mEq/L，Cl：94 mEq/L，血糖：145 mg/dL，Lac：1.3 mmol/L

〔検査値〕　HGB：11.8 g/dL，BUN：20.4 mg/dL，血清クレアチニン：0.62 mg/dL

問題❶　酸塩基平衡を検討してください。

問題❷　輸液療法の目的・目標を検討してください。

問題❸　輸液療法と治療と原因を検討してください。

33

第2章　酸塩基平衡とその異常

解答例❶

Step 1

pH 7.48（＞7.40）で，alkalemia である。

Step 2

$PaCO_2$ 46 mmHg，HCO_3^- 31 mEq/L であり，$PaCO_2 \cdot HCO_3^-$ ともに増加，代謝性アルカローシスが存在すると考えられる。

Step 3

代謝性アルカローシスでも $AG = Na - (Cl + HCO_3^-) = 138 - (94 + 31) = 13 \fallingdotseq 12$ であることから，AG は正常である。

Step 4

代謝性アルカローシスが確認されたため，代償性変化の程度を判定すると

$\varDelta P_{CO_2} = 0.7 \times \varDelta HCO_3^- = 0.7 \times (31 - 24) = 4.9$

$P_{CO_2} + \varDelta P_{CO_2} = $ 実測 P_{CO_2}

$P_{CO_2} + \varDelta P_{CO_2} = 40 + 4.9 = 44.9 \fallingdotseq 46$

代償反応は，想定内であり呼吸障害は合併していない。

Step 5

病歴的に嘔吐による代謝性アルカローシスである可能性が高く，また血管内脱水も認められており，脱水時にはレニン分泌が刺激され，二次性アルドステロン症になっている。さらに悪心・嘔吐で K 摂取の不足・フロセミドの薬剤性も考察できる。このため低 K 血症を認めたと考える。

解答例❷

Step 1　脱水の補正

体液量減少，脱水に対して細胞外液の輸液療法を開始する。脱水の程度としてツルゴールの低下，粘膜の乾燥が認められており Marriott の分類からも 2 〜 4 L 程度の欠乏が予想される。また脱水の影響で Na と HCO_3^- の再吸収がアルカローシスを増悪させている可能性がある。

Step 2　電解質の補正

代謝性アルカローシスであり，低 K 血症も合併している。アルカローシスの改善とともに K も上昇することが予想されるが病歴からも K 摂取不足，フロセミドの服用もあるため K は欠乏していると考える。

解答例❸

Step 1　脱水の補正

既往に心不全があり，欠乏量を 1 日で補正を行うことは，心不全を誘発する可能性があるため予想欠乏量の半量の 1000 mL 投与する。嘔吐での Cl の損失も考え生理食塩水を選択し血圧・電解質・心エコーなどのモニタリング・評価を行いながら脱水を補正していく。

第2章　酸塩基平衡とその異常

Step 2　電解質の補正

　K に関しては，欠乏が予想されるため KCL で20 mEq/hr で補正を行っていく。アスパラギン酸 K ではアルカローシスを助長するため使用は避ける。さらに，服用薬のフロセミドは脱水の補正・原因が判定するまでは治療中止する。

Step 3　原因精査

　嘔吐による H^+，Cl^- の損失による代謝性アルカローシスが認められており，嘔吐の原因の精査が必要である。

参考文献

1）飯野靖彦『一目でわかる血液ガス　第2版』(メディカル・サイエンス・インターナショナル，2013)

2）飯野靖彦『一目でわかる水・電解質』(メディカル・サイエンス・インターナショナル，1998)

3）今井裕一『酸塩基平衡，水・電解質が好きになる』(羊土社，2007)

4）北岡建樹『楽しくイラストで学ぶ水・電解質』(南山堂，1988)

5）北岡建樹『チャートで学ぶ輸液療法の知識』(南山堂，1998)

6）北岡建樹『よくわかる輸液療法のすべて』(永井書店，2003)

7）黒川清『水・電解質と酸塩基平衡―Step by Step で考える―第2版』(南江堂，2004)

8）河野克彬『輸液療法入門』(金芳堂，1998)

9）越川昭三『輸液』(中外医学社，1985)

10）白髪宏司『血液ガス・酸塩基平衡に強くなる』(羊土社，2013)

11）花房規男・奥田俊洋「血液ガスの測定と臨床的意義」『medicina』(1997，vol34，No.5)

12）矢野新太郎「酸塩基平衡と調節系―肺」，『medicina』(1997，vol34，No.5)

13）J.G.Salway（著），西澤和久（訳）『一目でわかる医科生化学』(メディカル・サイエンス・インターナショナル，2007)

14）Marin H. Kollef；Timothy J. Bedient；Warren Isakow；Chad A. Witt（著），田中竜馬（訳）『ワシントン集中治療マニュアル』(メディカル・サイエンス・インターナショナル，2010)

第3章

栄養管理

1．なぜ栄養管理が必要か？

人が生きていく限り，絶えずエネルギーを消費（異化）していかなければならない。そのためには，外部から食事という形でエネルギー源を取り込み，同化させることが必要となる。何らかの病気や環境が原因で，栄養を摂取できない状況になると，自分の体にあるエネルギー源を異化させることになる。つまり自分の体を食べて生きようとする代謝に変化する。筋タンパク量を反映する除脂肪体重の30％を失うと，窒素死（Nitrogen Death）

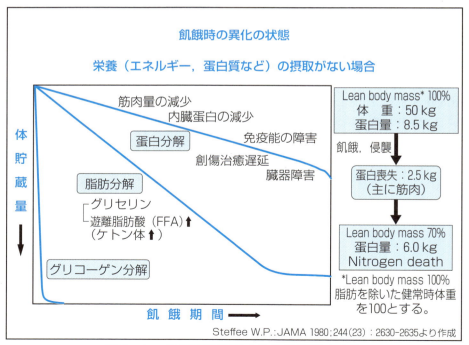

●● 図3-1　低栄養に起因する生体機能の変化 ●●

（大柳正治（監修）『やさしく学ぶための輸液・栄養の第一歩（第四版）』（大塚製薬工場，2018）より引用）

と呼ばれる死に至るとされている。そのような状況にならないように，適切な時期に適切な量と質の整った栄養素を外部から与える必要がある。一方で，「食」に関する本は世の中には数えきれないほどあり，一つの文化をなしている。医療として「食」を提供する時には，医学・科学の面からだけでなく，その文化も念頭においた栄養療法を考えていただきたい。

2．低栄養の分類

　低栄養は，典型的な2つのタイプ，marasmus（マラスムス）とkwashiorkor（クワシオルコル）に分類される。

　marasmusは，タンパクとエネルギーとが複合して欠乏して起こる低栄養状態であるPEM（protein energy malnutrition）であり，著明なるい痩，成長停止，筋萎縮や貧血を認めるが，低タンパク血症は認められないことも多い。

　それに対し，kwashiorkorは，エネルギーは相対的に保たれるが，タンパクが不足することによるタンパク欠乏状態であり，低タンパク血症に伴う腹水，浮腫，脂肪肝などが特徴として認められる。

　実際の臨床現場では，両者の中間型であるmarasmus-kwashiorkor型が大部分を占める。

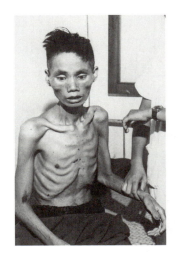
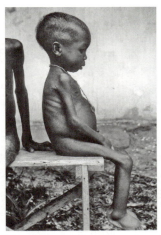

（提供：the Centers for Disease Control and Prevention）

●●図3-2　marasmusの症状を呈した男性（左画像）とkwashiorkorの症状を呈した女児（右画像）●●

第3章　栄養管理

3．栄養アセスメント

(1)　SGA（Subjective Global Assessment：主観的包括的評価）

　1987年に Detsky らによって発表された栄養評価法であり，「アセスメントの主体は評価する人間が実際に患者をみた主観にあるのが原則であり，いたずらに多くの検査をする必要はない」との考えに基づいている。体重変化，食事摂取状況・消化器症状・病状の簡単な問診と身体状況，活動状況の確認から構成されており，栄養状態のスクリーニングとして使用する。

Ａ．病歴
　1．体重の変化
　　　過去6ヵ月における体重の減少：＿＿＿＿kg　（減少率＿＿＿＿％）
　　　過去2週間における変化：＿＿＿＿（増加）＿＿＿＿（無変化）＿＿＿＿（減少）
　2．食物摂取における変化（平常時との比較）
　　　無変化＿＿＿＿
　　　変化：(期間)＿＿＿＿(週)＿＿＿＿
　　　タイプ：不十分な固形食＿＿＿＿　液体食＿＿＿＿　絶食＿＿＿＿
　3．消化器症状
　　　なし＿＿＿＿　悪心＿＿＿＿　嘔吐＿＿＿＿　下痢＿＿＿＿　食欲不振
　4．生活機能状態
　　　機能不全なし＿＿＿＿
　　　機能不全：(期間)＿＿＿＿(週)＿＿＿＿
　　　タイプ：日常生活可能＿＿＿＿　歩行可能＿＿＿＿　寝たきり＿＿＿＿
　5．疾患と栄養必要量の関係
　　　初期診断：＿＿＿＿
　　　代謝亢進に伴う必要量/ストレス
　　　：なし＿＿＿＿　軽度＿＿＿＿　中等度＿＿＿＿　高度＿＿＿＿

Ｂ．身体（スコア表示：0＝正常，1＝軽度，2＝中等度，3＝高度）
　　皮下脂肪の喪失（三頭筋，胸部）＿＿＿＿
　　筋肉喪失（四頭筋，三角筋）＿＿＿＿
　　浮腫＿＿＿＿

Ｃ．主観的包括的評価
　　栄養状態良好　　　　Ａ＿＿＿＿
　　中等度の栄養不良　　Ｂ＿＿＿＿
　　高度の栄養不良　　　Ｃ＿＿＿＿

●●図3-3　SGA シート●●

（日本静脈経腸栄養学会（編集）『コメディカルのための静脈・経腸栄養手技マニュアル』（南江堂，2003）より引用）

＜A．病歴聴取＞

❶ 体重変化

1）すべての入院患者について測定する（緊急入院の場合は症状が安定していれば測定する）。

2）入院中を通じて経時的に測定する。

3）％標準体重よりも％通常時体重のほうが参考となる。

％通常時体重＝実測体重/通常時体重×100

85～95％　軽度栄養障害

75～84％　中等度栄養障害

0 ～74％　高度栄養障害

％体重変化＝（通常時体重−実測体重）/通常体重×100

≧1 ～2 ％以上/ 1 週間 ⎫
≧5 ％以上/ 1 ヶ月　　⎬ 有意な体重変化と判定
≧7.5％以上/ 3 ヶ月　⎪
≧10％以上/ 6 ヶ月　　⎭

％理想体重＝実測体重/理想体重×100

80～90％：軽度栄養障害

70～79％：中等度栄養障害

0 ～69％：高度栄養障害

4）長期的アセスメント指標として価値がある。

❷ 食物摂取の変化

1）通常時との比較

2）摂取可能な食事タイプの変化を確認

固形食，流動食（液体），絶食

❸ 消化器症状

2 週間以上続く悪心，嘔吐，下痢，便秘，食欲不振，嚥下痛などの有無を確認

❹ 生活機能状態

機能状態の変化の期間

日常生活可能，歩行可能，寝たきりなどの状態を確認

❺ 疾患および栄養必須量の関係

代謝亢進に伴う栄養必要量・ストレス：なし・軽度・中等度・高度

＜B．身体状況＞

以下の症状の有無，程度について問診，視診，触診する。

第3章　栄養管理

1）皮下脂肪の喪失（三頭筋，胸部）

2）筋肉喪失（四頭筋，三角筋）

3）浮腫（仙骨部，足関節）

4）腹水

＜C．主観的包括的評価＞

最終的に病歴，身体状況から判断した栄養状態を主観的に評価する。

A：栄養状態良好　　　B：中等度栄養不良　　　C：高度栄養不良

⑵　ODA（Objective Data Assessment：客観的栄養評価）

ODAとは，SGAで問題ありと判定された患者に対し，血液，尿などの生化学的データを用いて客観的に栄養評価を行うことである。データが数値化されているので，誰でも一様に，より詳細な評価が可能である。ただし，患者の身体的，経済的負担や時間のかかることがデメリットである。

身体測定データ

❶　体重測定（⑴を参照）

❷　身体計測

以下のそれぞれの値を日本人の新身体計測基準値JARD2001から得られる各年齢の中央値と比較して評価する。

　1）上腕三頭筋皮下脂肪厚（TSF）

体脂肪量の指標となる。専用の簡易型測定器を用いて，利き腕でない上腕の肩先と肘先の中点の皮膚をつまみ測定する。皮膚のつまみ方により誤差が生じやすい。

　2）上腕筋囲（AMC）

骨格筋タンパク量の指標となる。上腕周囲長（AC）とTSFから算出される。

$$AMC（mm）＝AC（cm）－0.314×TSF（mm）$$

　3）上腕筋肉周囲面積（AMA）

AMCよりも骨格筋タンパク量を反映しやすいと言われている。

$$AMA（cm^2）＝（AMA）^3/4\pi$$

血液データ　　注意）基準値は施設の検査方法，機器の種類，試薬の種類などによって異なる。

❶　血清総タンパク（TP）：6.7〜8.3（g/dL）

アルブミンとグロブリンの総量であり，グロブリン分画は感染症や悪性腫瘍等の様々な疾患で変動するため，これのみで栄養評価することは難しい。

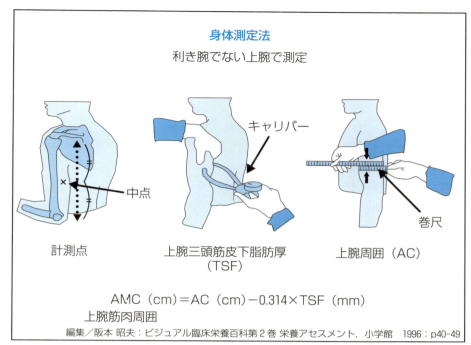

●● 図3-4　AC, TSFの測定 ●●

（大柳正治（監修）『やさしく学ぶための輸液・栄養の第一歩（第四版）』（大塚製薬工場, 2018）より引用）

② アルブミン（Alb）：3.9～4.9（g/dL）

　血清中に最も多く含まれるタンパク質であり、膠質浸透圧の保持、生体物質の輸送、アミノ酸の供給源といった重要な働きを担う。血清アルブミンは生体内の1/3量を占め、体タンパク質量を反映する指標となるので、栄養評価の指標に用いられることが多いが、炎症性メディエーター（CRP）、肝機能障害、薬剤（ステロイド、インスリン、甲状腺ホルモン等）等によっても影響を受けるため、注意が必要である。さらに半減期が21日と長いため、短期間の栄養状態を評価するには不適である。

③ 急性相タンパク（Rapid Turnover Protein：RTP）

　下記、血清タンパクはアルブミンよりも半減期が短いため、大手術や急性期などで必要な短期間の栄養評価の指標に有用である。ただし実際は、保険点数も高く、適応病名や測定回数に制限がある等で汎用するには支障がある。

※以下、Mは男性を、Fは女性を指す。

1）トランスフェリン（transferrin：Tf）：M 190～300、F 200～340（mg/dL）

　肝臓で合成され、鉄の運搬にかかわる糖タンパクであり、半減期は7日である。ただし、血清鉄の影響を受けるため貧血がある場合は偽高値となる。

2）トランスサイレチン（transthyretin：TTR）：M 23～42、F 22～34（mg/dL）

　肝臓で合成され、甲状腺ホルモンのサイロキシン（T4）の運搬に関与する。プレアルブミン（PA）とも呼ばれ、半減期1.9日で、最も有用な栄養指標の一つと言われている。

第3章　栄養管理

ただし，肝機能や甲状腺機能の影響を受けることに留意する。さらに保険診療上，手術前後の中心静脈栄養の適応の判定や，その効能判定の検討に際して実施した場合に月1回（2018/3現在）のみ算定可能であり，実施料も高く，ルーチンの指標とするには難しい。

　3）レチノール結合タンパク（Retinol Binding Protein：RBP）：M 3.6〜7.2，F 2.2〜5.3
　　（mg/dL）

　レチノール（ビタミンA）との結合や運搬にかかわるタンパクである。RBPの血中半減期は約0.5日とトランスサイレチンより短く，臓器タンパク質の状態を鋭敏に反映する。肝臓で作られるため，肝機能の影響を受ける。

　4）コリンエステラーゼ（ChE）：M 203〜460，F 179〜354（U/L）

　コリンエステルを加水分解する酵素（非特異的）である。大部分が肝臓で合成されるため，肝予備能の指標となる。低栄養で低値，過栄養で高値を示すことが多い。

尿検査

① 尿中クレアチニン：M 0.70〜2.20，F 0.40〜1.50（g/day）

　クレアチニンの前駆体であるクレアチンは約98％が筋肉内に存在するため，尿中クレアチニン量から除脂肪組織（FFM）を推定することができる。高度肥満患者における必要エネルギー量の過大評価を避けることができる。

② クレアチニン身長係数（CHI）：60〜80％　中程度の低栄養状態
　　　　　　　　　　　　　　　　　　60％以下　高度の低栄養状態

　クレアチニン身長係数（CHI）は骨格筋量を反映する。理想体重にクレアチニン係数を乗じた24時間尿中クレアチニン排泄量の理想値と実測値の割合で栄養状態を評価することができる。

$$CHI = \frac{24時間尿中クレアチニン排泄量（実測値）}{24時間尿中クレアチニン排泄量（理想体重）} \times 100$$

③ 3-メチルヒスチジン（3-Mehis）：M 5.2±1.2，F 4.0±1.3 μmol/kg/day

　3-メチルヒスチジンとはアクチンとミオシンの構成アミノ酸であり，筋肉の分解により血中に放出され約95％が尿中排泄される。よって尿中3-メチルヒスチジンは筋肉の異化の程度を反映する。異化亢進時，栄養状態改善時は増加，慢性低栄養に伴う筋肉消耗時は低下する。食事の影響を受けることに注意する。

④ 尿素窒素（UUN）：6.5〜13.0（g/day）

　尿素窒素はタンパクの最終代謝物であり，尿中総窒素量の大部分を占めるため，日常的には，尿中総窒素排泄量はUUNで代用する。尿中総窒素排泄量は喪失したタンパク量を示す重要な指標となる。

第3章 栄養管理

免疫能検査

① 総リンパ球数（TLC）：1200〜2000/mL　軽度栄養障害
　　　　　　　　　　　　　　800〜1199/mL　中等度栄養障害
　　　　　　　　　　　　　　＜800/mL　　　高度栄養障害

　白血球数にリンパ球分画を乗じて求める。TLC 1200/mL 未満で細胞性免疫能低下となり，さらなる栄養不良で液性免疫能も低下する。ただし化学療法，ステロイド投与により白血球数が変動している場合は評価できないことがある。

$$TLC（/mL）= WBC（/mL）\times \frac{リンパ球割合（\%）}{100}$$

② 予後推定栄養指数（PNI）

　栄養状態と術後合併症は相関性があることから TLC などの様々な検査値を組み合わせた計算式より予後を推定することができる。これまで様々な PNI が報告されているが，がん種やどの検査値が必要かによって活用度が異なる。

　　消化器がん・大腸がんにおける小野寺の PNI
　　PNI ＝ 10 × Alb ＋ 0.005 × TLC　　40以下：切除・吻合禁忌

③ その他のモニタリング項目

　栄養療法を行う際は，糖代謝検査（血糖，HbA1c，尿糖，尿ケトン体），脂質（血清TG，血清コレステロール），電解質（Na，K，P，Mg，Ca 等），ビタミンやミネラル（Zn，Cu）といった通常の検査値のモニタリングも大切である。

4．栄養投与

(1) 栄養投与ルートの選択

　実際に栄養療法を行う時に，「どこから投与するか」を考えることは重要な問題である。その選択は患者背景により異なるが，腸管が機能しているならば腸からの栄養吸収を第一に考える。経腸からの栄養はより生理的であり安価である。米国静脈経腸栄養学会（ASPEN）の投与経路選択のアルゴリズムを引用して，日本静脈経腸栄養学会も可能な限り経腸からの栄養投与を勧めている（図3-5）。経静脈的栄養投与が選択された場合でも必ず再評価をして経腸栄養への移行を考慮することを忘れない。

① 中心静脈からの栄養投与（図3-6，表3-1）

　鎖骨下静脈，内頸静脈，外頸静脈から上大静脈，大腿静脈から下大静脈にルート先端を留置する。カテーテル感染症のリスクを考えると，大腿静脈からの穿刺は第一選択には勧

第3章 栄養管理

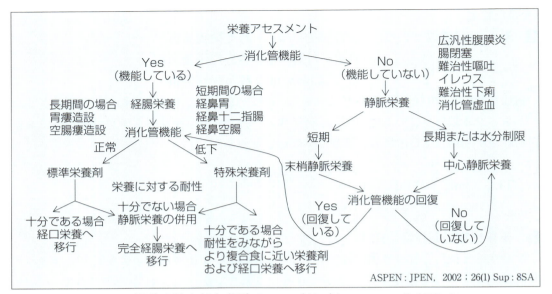

●● 図3-5　栄養療法と投与経路のアルゴリズム—ASPENガイドライン— ●●
（大柳正治（監修）『やさしく学ぶための輸液・栄養の第一歩（第四版）』（大塚製薬工場, 2018）より引用）

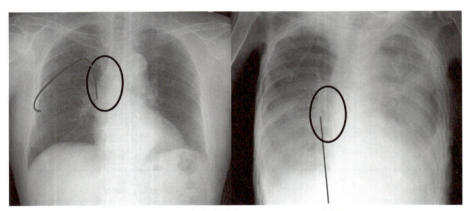

●● 図3-6　上大静脈のカテーテル留置 ●●
カテーテル挿入後は必ず胸部レントゲン写真をとり，カテーテルの位置異常や気胸などの合併症の有無を確認する。

● 表3-1　中心静脈カテーテルの留置位置と穿刺部位 ●

カテーテル先端の留置位置
上大静脈
下大静脈
穿刺部位
鎖骨下静脈
内頸静脈・外頸静脈
大腿静脈
橈側皮静脈・尺側皮静脈
（※Peripherally Inserted Central Catheter：PICC使用）

第3章　栄養管理

められない。小児や耳鼻科領域疾患のために鎖骨下静脈穿刺が困難な場合は，橈側皮静脈・尺側皮静脈から上大静脈に留置することも可能である。中心静脈は大量の血液により高濃度高浸透圧の高カロリー輸液が希釈されるために投与可能となる。

❷　末梢静脈からの栄養投与

　成人の場合，前腕の橈側皮静脈，尺側皮静脈が選択されることが多い。しかし，小児患者や浮腫などを理由に穿刺が難しい場合は，足背静脈や手背静脈などが選択されることもある。一般的に，投与可能な目安の糖濃度は10％までであるが，この濃度でも血管の状態によっては静脈炎を起こすことがあるので，薬剤管理指導の時にチェックすることを勧める。末梢からの栄養投与は1000kcal前後が限界である。2週間以上末梢静脈栄養法が行われている患者で必要カロリーを満たせないならば，別のルートからの栄養投与を考慮する。

❸　経鼻からの栄養投与

　経腸栄養の投与ルートとして最初に選択されることが多い。留置するルートの先端は胃もしくは十二指腸，空腸である。経腸栄養療法を行う時に，チューブ先端がどこにあるのかは重要な情報である。チューブ先端が胃内ならば，胃逆流による誤嚥を小腸留置より注意しなければならない。小腸留置ならば，下痢の予防のために初期の栄養剤投与速度を，より慎重に調節する必要がある。またチューブ径の太さ，材質によっては咽頭への刺激があり，可能な限り細いチューブを選択するべきである。

　経口摂取困難な患者は，このチューブを使い内服薬が投与される。チューブが詰まらないような調剤と情報提供が薬剤師には求められる。

❹　胃瘻（ろう）からの栄養投与

　経鼻からの栄養投与が長期になる場合は，胃瘻を考慮する。内視鏡の発達により手技（Percutaneous Endscopic Gastristomy：PEG）が容易になり，胃瘻からの栄養療法が普及した。しかし，倫理的な検討の不十分さを指摘されている。また，胃瘻作成後も経口摂取が本当に不可能なのかを再度検討する必要もある。

❺　小腸（空腸）瘻（ろう）からの栄養投与

　胃がん，食道がん，耳鼻科領域の手術患者などに対して，また，胃の機能不全などで胃への栄養剤が投与できない場合には空腸瘻からの栄養投与が行われる。

（2）合併症（表3-2）

❶　静脈栄養

　カテーテルに起因する主な合併症を表3-2に

● 表3-2　カテーテル関連合併症 ●

・血栓形成
・カテーテル関連血流感染症
・真菌性眼内炎
・カテーテル位置異常
・薬液のもれによる腫脹・壊死
・穿刺部皮膚壊死・感染
・気胸・血胸
・動脈穿刺

示した。いずれも重篤な病態に陥ることがあるので，注意と観察が必要である。カテーテル感染予防のために，必ずフィルターを使用するとともに，無菌的な高カロリー輸液調整が薬剤部内で行われる環境が望ましい（代謝による合併症は別項に記す）。

❷ 経腸栄養

栄養チューブに起因する主な合併症を表3-3に示した。経鼻チューブの誤挿入による肺炎，胃瘻チューブ誤挿入による腹膜炎は大きな医療事故になる。また，チューブによる直接刺激は潰瘍を起こす可能性がある（図3-7）。

● 表3-3　栄養チューブ関連合併症 ●

- 気管への誤挿入
- 胃瘻チューブの誤挿入
- 逆流性食道炎
- 誤嚥性肺炎
- 固定部している場所の皮膚トラブル（テープかぶれ）
- チューブと消化管粘膜が接触している場所のびらん，潰瘍
- 薬剤によるチューブ閉塞

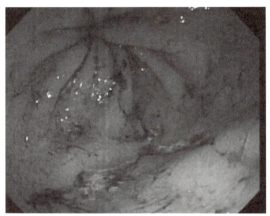

●● 図3-7　栄養チューブ接触による胃粘膜潰瘍 ●●

(3) 摂食・嚥下の時期的分類と薬剤が起因する摂食・嚥下障害

栄養投与ルートを検討する際に，腸の機能だけではなく，摂食・嚥下機能を考慮するということは重要な決定因子となる。

摂食・嚥下する行為は，連続的に起こる神経筋の働きからなる複雑な過程であり，一連動作として統合されている。この過程は，先行期，準備期，口腔期，咽頭期，食道期と5期に分類される（表3-4）。この5期はいずれも薬物により影響を受けることがあり，また，それは見逃されていることが多いことを薬剤師は知っておくべきである。表3-5に症状と各薬剤をまとめた。たとえば，抗がん剤治療中は味覚異常や嘔気のために先行期に

● 表3-4　摂食嚥下の5期 ●

先行期	食べ物を口に運ぶまでの期間	意識的に行われる（随意的）
口腔準備期	食物を唾液や水分と混和させて咀嚼して食塊を作る期間	
口腔期	食塊が嚥下されるまでの期間	
咽頭期	咽頭を通過する期間	無意識（不随意）
食道期	上食道括約筋から胃に到達するまでの期間	

第3章　栄養管理

● 表3-5　摂食嚥下の5期と薬物の影響 ●

嚥下時期	症状など		薬剤の例
先行期	運動機能の低下		抗ドーパミン薬
	手の震えでスプーンが持てないなど		麻酔・オピオイド系鎮痛薬
	覚醒レベルの低下		抗痙攣薬
	食欲の低下		抗がん剤・SSRI・覚せい剤・麻薬性鎮痛薬など
	味覚異常		抗コリン薬・抗菌薬・抗てんかん薬・抗うつ薬・抗不安薬・抗がん薬など
口腔準備期	唾液分泌の低下		抗コリン作動薬
	咀嚼運動の阻害		中枢神経抑制薬
	口内炎による痛み		抗がん剤
口腔期	嚥下困難		抗コリン薬・中枢神経抑制薬
	口内炎による痛み		抗がん剤
咽頭期	誤嚥		ベンゾジアゼピン
	咽頭反射の低下		中枢神経抑制薬
食道期	自律神経性胃腸の自動運動低下		平滑筋・神経伝達物質に影響する薬剤　抗コリン薬・抗ヒスタミン薬
	薬剤起因性食道障害（薬剤停滞による直接的な障害や胃逆流による薬剤暴露）		抗生剤・硫酸鉄・NSAIDs・ビスフォスフォネートなど
	食道括約筋圧低下（胃食道逆流性疾患の助長）		抗コリン作動薬・バルビツール酸薬・抗ヒスタミン薬・抗精神病薬・ベンゾジアゼピン系・βブロッカー・Ca拮抗薬・筋弛緩薬・麻薬性鎮痛薬

影響して食欲が低下する。口内炎発症時は痛みのために口腔準備期，口腔期が障害される。中枢神経抑制薬などによる錐体外路障害で，食べ物を口に運びにくくなっていることがある。このようにして経口摂取困難時には，どこに障害が生じているのかを評価することが必要となる。そして薬剤が影響している場合は，代替治療の可能性を考え，治療チームに提案する。

5．栄養投与量の決定

　個々の患者に適した栄養管理を実施するために，必要エネルギーなどを決める必要がある。方法としては，Harris-Benedict の式，体重および間接熱量測定から算出する方法がある。

(1)　Harris-Benedict の式

　基礎エネルギー必要量（Basal Energy Expenditure：BEE）は，生命維持のために必要な生理機能，代謝機能のために必要なエネルギーのことで，呼吸，循環，体温維持・調節

などで消費される。BEE の推定には Harris-Benedict の式を用いて，性別・身長・体重・年齢から算出する方法が一般的である。本式を応用する対象としては，体重25.0〜124.9 kg，身長151.0〜200.0 cm，年齢21〜70歳となる。高度な肥満や極端なやせ患者では，必要なエネルギー量よりも過大もしくは過少に算出されるため，高度肥満では理想体重を用いることがある。また高齢者では過剰投与を避けるために体重換算でエネルギー必要量を算出する。

エネルギー必要量の算定にあたっては，活動係数とストレス係数を考慮して決定する。

Harris-Benedict の式

男性：BEE（kcal/day）＝66.47＋13.75×体重（kg）＋5.0×身長（cm）−6.76×年齢

女性：BEE（kcal/day）＝655.1＋9.56×体重（kg）＋1.85×身長（cm）−4.68×年齢

必要エネルギー量（kcal/day）＝BEE ×活動係数×ストレス係数

＜活動係数＞		＜ストレス係数＞	
ベッド上安静	1.2	術後（合併症なし）	1.0
ベッド外活動	1.3	がん	1.1〜1.3
		長管骨骨折	1.15〜1.3
		敗血症	1.1〜1.3
		多発外傷・重症感染症	1.2〜1.4
		多臓器不全	1.2〜1.4
		熱傷	1.2〜2.0

⑵　体重換算

エネルギー必要量の決定を急ぐ場合は簡易な計算法として，体重を乗じる方法がある。肥満や浮腫がある場合は，理想体重を用いる。

非　侵　襲：30 kcal×体重（kg）

中等度侵襲：30〜35 kcal×体重（kg）

高 度 侵 襲：35〜40 kcal×体重（kg）

⑶　間接熱量測定による安静時エネルギー消費量（Resting Energy Expenditure：REE）測定

間接熱量測定は，呼気ガス分析装置を用い，栄養素の燃焼で消費される酸素消費量と炭酸ガス産生量を測定し，消費されているエネルギー基質の割合やエネルギー消費量を算出するものである。エネルギー消費量をある程度正確かつリアルタイムに測定できるため，エネルギーの過剰投与や投与不足を防止できる。また，麻痺や関節変形などにより身体計測ができず，Harris-Benedict の式による BEE 算出が困難な場合にも有用である。

エネルギー消費量は，酸素消費量，炭酸ガス産生量から機器内で Weir の式を用いて計算される。これは安静臥床時に測定されるため，安静時エネルギー消費量（REE）という。

得られた測定値はHarris-Benedictの式で算出したBEEと比較して上昇していれば代謝亢進，低下していれば代謝低下の状態と判断できる。

　間接熱量計は呼気，吸気の漏出により，消費エネルギー量が過小評価される可能性がある。また，重症患者ではしばしば高濃度酸素が投与されており，それを考慮せずに測定結果を用いると過剰投与の原因となるため注意が必要である。

　間接熱量測定では個々の患者の消費エネルギーを実測することができ，投与エネルギーの算出に極めて有用な方法である。計算式で求めるよりもはるかに正確で，実用的である。しかし，間接熱量測定には特別な機器とスキルが必要であり，どの施設でも利用できるものではない（図3-8）。

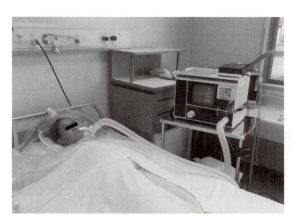

●● 図3-8　間接熱量計 ●●

　　REE（kcal/day）＝ 3.941 × VO2 ＋ 1.106 × VCO2 － 2.17 × UN
　　（VO2：酸素消費量（L/day），VCO2：炭酸ガス産生量（L/day），UN：尿中総窒素排泄量（g/day））

　REEから投与必要エネルギーを求める場合には，Harris-Benedict式で求めたBEEから算出するのと同様に，REEに活動係数を乗じる。BEE×ストレス係数がREEに相当すると考えれば分かりやすい。

　　必要エネルギー量＝（kcal/day）＝ REE ×活動係数
　　　　　　　　　　　※REE ≒ BEE ×ストレス係数

(4) 組成（タンパク質・脂質・糖質・ビタミン・微量元素）

　各栄養素の投与量を算出する際には，タンパク質，脂質，糖質の順に考えると良い。

❶　タンパク質（熱量産生4 kcal/g）

　体重にストレス係数を乗じて算出する。
　アミノ酸は糖質や脂質などのエネルギー源と適切に組み合わせて用いなければ，アミノ酸がエネルギー源として消費され，体タンパクの合成に有効に利用されなくなる。

第3章 栄養管理

以下，図3-9を用いて説明する。

投与エネルギー量を一定にしてアミノ酸投与量を増やしていくとタンパク合成量は増加する。しかし一定量以上では合成量は増加しなくなる。

また，投与アミノ酸量を一定にしてエネルギー投与量を増やしていくとタンパク合成量が増加するが，一定量以上では増加しなくなる。

したがって，投与アミノ酸量とエネルギー投与量との間には適切な比率NPC/N（NPC：非タンパク熱量，N：アミノ酸由来の窒素量）があり，疾患などにより異なるが，通常150〜200程度がタンパク合成の効率が高い。重症感染症など侵襲が大きい場合は体タンパク異化が大きくなり，アミノ酸投与量を多くする必要があり，NPC/Nは100程度と低くなる。

腎不全では，タンパク制限が必要であるが，体タンパク異化が亢進しているため，多くのエネルギー量が必要となり，NPC/Nは300〜500とするのが一般的である。NPC/Nは，特にTPN処方設計時にタンパク質投与量設定の重要な指標となる。

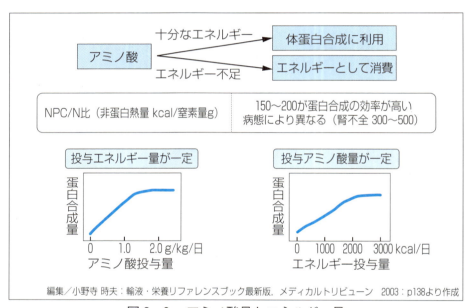

●● 図3-9　アミノ酸量とエネルギー量 ●●

（大柳正治（監修）『やさしく学ぶための輸液・栄養の第一歩（第四版）』（大塚製薬工場，2018）より引用）

❷ 脂質（熱量産生9 kcal/g　中鎖脂肪酸：8.3 kcal/g）

脂質投与の目的は，効率の良いエネルギー補給とともに必須脂肪酸の供給である。

エネルギー源として糖質のみ投与した場合，高血糖やインスリン分泌に伴う脂肪合成が亢進し，脂肪肝になることもあるが，脂肪乳剤を併用することによりこのような副作用が低減できる。

脂肪乳剤を含まないTPNを継続すると，数週間で必須脂肪酸欠乏症が発症する可能性がある。必須脂肪酸欠乏症として，皮膚の硬化・肥厚，脱毛，成長障害などがある。

通常，エネルギー源として補給する場合は投与エネルギーの20〜30％，必須脂肪酸欠乏

第3章　栄養管理

予防の場合は3～4％程度投与する。ただし，COPD（慢性閉塞性肺疾患）などの高炭酸ガス血症を伴う換気障害が強い場合は，呼吸商の低い脂質の割合（35～50％）を増加させ，呼吸商の高い糖質の割合を減らす必要がある。

$$呼吸商 = \frac{単位時間あたりの CO_2 排出量}{単位時間あたりの O_2 消費量}$$

糖質：1.0，タンパク質：0.85，脂質：0.7

❸　糖質（熱量産生4 kcal/g）

　総エネルギー投与量から，タンパク質と脂肪のエネルギー投与量を引いた量が糖質のエネルギー投与量となる。

　糖質としては単糖類のブドウ糖，果糖，ソルビトール，キシリトールおよび二糖類のマルトースが用いられる。

　ブドウ糖は血糖上昇作用を有し，ほとんどの臓器や組織で利用される。脳，赤血球などを除いた組織ではインスリンの作用により細胞内に取り込まれて利用される。果糖，ソルビトール，キシリトールは，血糖に影響を及ぼさず，主に肝臓で代謝され，組織への取り込みにインスリンを必要としない。マルトースは，小腸や腎臓にあるマルターゼでブドウ糖に代謝される。組織への取り込みにインスリンを必要としない。

❹　ビタミン

　ビタミンの必要量は微量であるが，生体内では合成されない。ビタミンの働きには生体の補酵素の構成成分などであるが，薬理作用が認められているものがある。水溶性と脂溶性があり，脂溶性には過剰症がある（表3-6，表3-7）。

● 表3-6　水溶性ビタミンの作用と欠乏症 ●

ビタミン名	作　用	欠乏症
ビタミンB$_1$	糖質代謝，神経・消化器・心臓・血管系の機能調整	脚気，多発性神経炎，ウエルニッケ脳症，乳酸アシドーシス
ビタミンB$_2$	生体内酸化還元反応，発育促進	口内炎，口角炎，舌炎，脂漏性皮膚炎，眼の炎症性疾患，脂質代謝障害，貧血
ナイアシン	生体内酸化還元反応	ペラグラ，胃炎
パントテン酸	CoA 関与の生化学反応	ヒトでは稀
ビオチン	糖質・脂質・アミノ酸代謝，抗卵白障害因子	湿疹性皮膚炎，幻覚，嗜眠，免疫系低下，低血圧
葉酸	ヘモグロビン生成，核酸，アミノ酸代謝	巨赤芽球性貧血，舌炎，口内炎
ビタミンB$_6$	脂質，アミノ酸代謝	小球性低色素性貧血，脂漏性皮膚炎，多発性神経炎，舌炎，口角炎，結膜炎

| ビタミンB_{12} | 赤血球生成，葉酸代謝，タンパク質・核酸合成，脂質・糖質代謝 | 巨赤芽球性貧血，進行性髄鞘脱落 |
| ビタミンC | コラーゲン生成，薬物代謝，鉄吸収促進 | 壊血病，薬物代謝活性低下 |

● 表3-7　脂溶性ビタミンの作用と欠乏症および過剰症 ●

ビタミン名	作　用	欠乏症	過剰症
ビタミンA	成長促進，上皮組織の維持　視覚機能，生殖機能	成長停止，眼球乾燥症　夜盲症，生殖機能低下	脳圧亢進，四肢疼痛性腫脹，皮膚剥離，肝脾腫
ビタミンD	Ca・P吸収，骨の石灰化	くる病，骨軟化症，骨粗鬆症	石灰沈着，腎障害
ビタミンE	抗酸化剤，生体膜の機能維持	神経機能異常，筋委縮症	起こりにくい
ビタミンK	血液凝固因子生成，骨の石灰化	血液凝固遅延，出血，骨形成不全	溶血性核黄疸（幼児）

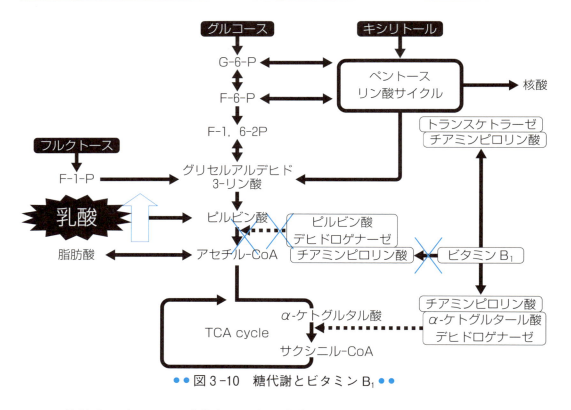

●● 図3-10　糖代謝とビタミンB_1 ●●

　TPN施行時にビタミンB_1非投与により，乳酸アシドーシスの報告がある。糖質代謝においてビタミンB_1が不足すると，ピルビン酸からアセチルCoAへの代謝が阻害され，乳酸が蓄積することにより重篤なアシドーシスを呈する（図3-10）。

第3章　栄養管理

⑤　微量元素（表3-8）

　生命活動に必須なミネラルは極めて少ない量であるが，酵素の活性中心として作用し，重要な働きを担っている。ヒトにとって必須微量元素は Fe，Zn，Cu，Co，I，Se，Mn，Mo である。

●表3-8　微量元素の作用と欠乏症および過剰症●

元　素	作　用	欠乏症	過剰症
鉄	酸素運搬，造血	鉄欠乏性貧血	鉄沈着（肝臓）
亜鉛	タンパク質代謝	成長減退，味覚障害	発熱，悪心
銅	ヘモグロビン合成	貧血	催吐
ヨウ素	甲状腺ホルモン	甲状腺腫	甲状腺腫
コバルト	ビタミン B_{12} の構成成分	悪性貧血	悪心・嘔吐
セレン	過酸化物分解 グルタチオン酸化	心臓疾患	貧血・肝障害

6．栄養剤の種類（表3-9）

(1)　医薬品

❶　経腸栄養剤の分類

　半消化態経腸栄養剤，消化態経腸栄養剤，成分栄養剤に分けられる。

1）半消化態経腸栄養剤

　糖質にはデキストリンや二糖類が用いられ，窒素源にはタンパク質が用いられ，脂質には中性脂肪が用いられている。栄養素は最終段階まで分解されていないため，投与された栄養剤が十分消化吸収されるためには，一定以上の長さの腸管が必要である。

2）消化態経腸栄養剤

　糖質にはデキストリンや二糖類が用いられ，窒素源にはアミノ酸やジペプチド・トリペプチドが用いられ，脂質には主に中鎖脂肪酸が用いられている。窒素源の消化が不要であり，吸収率も良く，残渣をほとんど残さない。

3）成分栄養剤（Elemental Diet：ED）

　糖質にはデキストリンが用いられ，窒素源にはアミノ酸が用いられ，脂質は全エネルギーの1〜2％しか含まれていないため，脂肪乳剤の経静脈投与を行う必要がある。残渣が極めて少なくなる。味・香りが良くないため，経口投与時にはフレーバーを用いたほうが飲みやすい。

第3章　栄養管理

● 表3-9　経腸栄養剤の特徴 ●

	半消化態栄養剤 医薬品/食品	消化態栄養剤 医薬品	成分栄養剤（ED） 医薬品
栄養素	糖：デキストリン等 タンパク：タンパク水解物 脂肪：比較的多い	糖：デキストリン タンパク：ジペプチドトリペプチド 脂肪：少ない	糖：デキストリン タンパク：結晶アミノ酸 脂肪：極めて少ない
消化	必要	一部不要	不要
残渣	極めて少ない	極めて少ない	少ない
適応	制限あり	制限あり	広い
投与経路	経口，経鼻経管 胃瘻・腸瘻	経鼻経管 胃瘻・腸瘻	経鼻経管 胃瘻・腸瘻
製剤	ラコール® エンシュア® エンシュア H® エネーボ®	ツインライン®	エレンタール® エレンタール P®

❷　病態別経腸栄養剤

　医薬品では，病態別経腸栄養剤は肝不全用経腸栄養剤であるアミノレバン EN®，ヘパン ED® のみである。

　肝硬変では，肝細胞障害により尿素合成の低下による高アンモニア血症をきたすことがあり，代償性に増加したアンモニアが筋肉や脳で代謝される。筋肉や脳ではアンモニアの解毒が分岐鎖アミノ酸（Branched Chain Amino Acids：BCAA）の酸化とともに行われるため，BCAA の減少をきたす。タンパク不耐症（高タンパク食が窒素負荷となって肝性脳症を誘発される状態）における脳症の予防には，BCAA 高含有の経腸栄養剤（アミノレバン EN®，ヘパン ED®）の併用が有効である。

　また，肝硬変では機能肝細胞の減少に伴うグリコーゲンの枯渇やインスリン抵抗性などにより早朝空腹時の脂質燃焼比率は増加し，健常者の3日間の絶食状態に相当するとされている。このエネルギー代謝に対して，摂取総カロリーより200 kcal 程度を分割し，軽食として就寝前に摂取することで，飢餓に類似した栄養代謝異常の改善につながると考えられている。就寝前に肝不全用経腸栄養剤を使用することもある（就寝前軽食摂取療法（Late Evening Snack：LES））。

(2)　食品関連

❶　カロリー補給

　食品関連の栄養剤には大きく分けて，加工した食品素材を使用した「人工濃厚流動食」と加工していない素材による「天然濃厚流動食」がある。人工濃厚流動食は味や量，包装など種類が豊富で，PEM 状態の改善，食欲不振時の補食などに用いられる。

第3章　栄養管理

　経腸栄養のメリットとして，腸管は全身のリンパ系組織の60〜70％を占める免疫機構を有しており，外科的侵襲や長期絶食によりしばらく消化管を使用しないと，廃用性委縮が生じ，腸管免疫機能は低下，腸管のバリアー機能が失われる。そのため，病原体やそれらが産生するエンドトキシンが腸管粘膜細胞から血中へ侵入し，bacterial translocation が惹起される。その予防として，腸自体への栄養効果が期待される食物繊維（グァーガム），オリゴ糖などが配合される。

　なお，エネルギーの組成や配合の比率を変え，さらに特殊成分を配合した各病態に特化した商品も販売されている。

❷　消化吸収障害用

　クローン病など消化吸収障害があっても腸管が使用可能な場合，栄養剤投与による腸管への負荷軽減のため，窒素源がタンパク水解物，小ペプチドで構成されている。しかし浸透圧が高いため，下痢発生予防のために投与速度に注意しなければならない。本製剤単剤で長期管理されることが多いため，脂肪含有量が少ない製品による必須脂肪酸や特定の微量元素，ビタミンの欠乏に注意する。

❸　免疫賦活型経腸栄養剤（Immune Enhancing Diet : IED）
　　免疫調整型経腸栄養剤（Immune Modulating Diet : IMD）

　Immunonutrition とは，免疫能を増強させる成分を配合した栄養剤を用いて，免疫力を増強し，術後の感染症予防や創傷治癒の促進などを目指した栄養療法のことで，その成分はアルギニン，グルタミン，n-3系脂肪酸，核酸（RNA）などが挙げられる。他にプロバイオテクスによる腸管免疫能の維持や抗酸化ビタミン，ポリフェノールによる臓器障害軽減も期待される。ただし，重症 ICU 患者に対しては免疫増強により炎症反応が亢進し，重症肺炎の生存率が低下するといったデータがあるため注意を要する。

　さらにγ-リノレン酸は強力な抗炎症作用を持つことが期待されており，これを含有する栄養剤で，急性呼吸窮迫症候群（ARDS）や敗血症患者の ICU 在室日数等が減少した研究データがある。このように過剰な炎症反応が起こっている病態において，その免疫反応を調整することを期待した栄養剤が IMD である。

❹　糖尿病用

　経腸栄養剤は液体のものが多く，そのため胃滞留時間が短く，小腸の通過も速いため高血糖が起こりやすい。糖尿病用栄養剤は，脂肪含有量30％以上に上げることで糖質の含有量を低下したものや，穏やかに吸収される成分であるパラチノース，キシリトール，タピオカデキストリン等を配合し，急激な血糖上昇を防いでいる。最近はセレンによる糖尿病性網膜症の進行抑制，クロムによるインスリン感受性の向上といった微量元素の働きも注目されている。

第3章　栄養管理

⑤　COPD 用

　COPD では肺でのガス交換が十分でなく，血中二酸化炭素濃度が上昇している。したがって呼吸不全用栄養剤は，呼吸商の考えに基づいて，より二酸化炭素の発生量の少ない脂質を多く配合している。プルモケア®には脂質に MCT が含まれており，ミセルを形成することなく腸粘膜から吸収され，そのまま門脈へと輸送されるため，下痢などを起こしにくいと言われている。

⑥　肝不全用

　肝障害時は肝臓でのエネルギー生成能が低下するため，筋肉でそれを補っているが，筋肉では BCAA（分岐鎖アミノ酸）しか利用できないため，体内のアミノ酸バランスは BCAA が低下し AAA（芳香族アミノ酸）が増加する。そこで肝不全用栄養剤は Fischer 比（BCAA/AAA）を高くしており，つまり BCAA を多く，AAA を少なく摂取することで，血中アミノ酸バランスの是正が期待される。また肝硬変の低栄養に対する LES にこれらの製剤を利用するのも有用である。

⑦　腎不全用

　腎不全による有害物質の蓄積は食欲不振などを引き起こす。したがって腎不全用栄養剤は，腎障害時に摂取が制限されるタンパク質，カリウム，リンが低く配合されている。なお，保存期か透析期かでタンパク投与制限の有無が異なるため，一つの銘柄でタンパク含有量が低いものと高いものとがあり，組み合わせて用いることができる。

⑧　悪性腫瘍

　悪性腫瘍患者の低栄養状態は，マクロファージや炎症性サイトカイン，がん細胞から産生されるタンパク質分解誘導因子（Proteolysis Inducing Factor：PIF）による慢性な炎症と筋肉破壊で体重減少が起こり，がん悪液質の状態を引き起こす。プロシュア®は，高タンパクと抗酸化物質 EPA の強化により炎症反応を調整し，悪液質の進行を抑制することが期待されている。

⑨　褥瘡

　低栄養は褥瘡のリスク因子であり，摂取エネルギーが基礎代謝量を下回ると褥瘡発生のハイリスクとなる。褥瘡治療には栄養状態の維持，改善も大切であり，褥瘡治癒促進のためには，十分なエネルギーとタンパク質，ビタミン A・C，亜鉛，鉄等の投与が必要である。さらに褥瘡用栄養剤として，細胞増殖促進作用，免疫反応の活性化作用を持つアルギニンが強化されている。

⑩　半固形化経腸栄養剤

　液体の栄養剤が固形化された製剤であり，そのメリットは下痢や誤嚥性肺炎の予防，瘻孔からの漏れ，胃食道逆流の軽減などである。また短時間で投与することも可能で，それ

によって患者だけでなく介護者の負担も軽減される．ただし，細い経鼻チューブや腸瘻から投与することはできず，チューブ式の20 Fr以上のPEGカテーテルからの投与が望ましく，さらに水分補給にも留意が必要である．

7．栄養療法合併症

(1) refeeding syndrome

食思不振症等で普段より低栄養であった患者において，外傷や熱傷による侵襲下時の飢餓的栄養障害に対し，糖主体とした過剰な栄養を投与した場合に電解質バランスが崩れて，致死的な症状が引き起こされる．栄養管理の上で非常に注意すべき合併症である．

本来は細胞内成分であるカリウム（K），リン（P），マグネシウム（Mg）が，長期の低栄養状態により一時的に細胞外に放出されていたところへ，急激な血糖の増加によりインスリンが多量に分泌され，細胞内へ引き戻される．よって，低K，低P，低Mg血症となり，低血糖や不整脈による心停止を引き起こす．

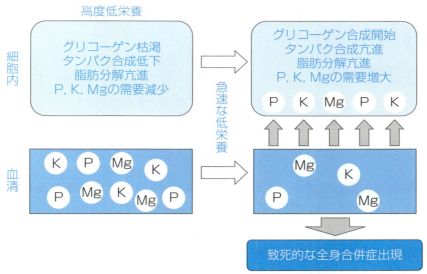

●●図3-11　refeeding syndromeの機序●●

(2) 糖代謝異常

糖の摂取において注意すべき点は，投与速度である．非侵襲下の成人では，グルコースとして7 g/kg/day，すなわち持続投与では，約5 mg/kg/minが安全に投与できる速度である．

しかし侵襲下では耐糖能が低下するため，4 mg/kg/minを超えないこととする．急激な糖質の投与は高血糖を引き起こし，高浸透圧性昏睡や糖尿病性ケトアシドーシスといった重篤な転帰に至ることがあるため，特にTPNによる栄養管理を行う際は，投与量は徐々

第3章　栄養管理

に増加し，上記投与速度を厳守した上で，血糖値を常にモニタリングする必要がある。

　高血糖発現時は，グルコース1 g あたり0.1単位のレギュラーインスリンをスライディングスケールで投与する。糖尿病が合併した例では，インスリン療法を併用し，100〜200 mg/dL の範囲のコントロールを目指す。

(3)　アミノ酸代謝異常

　タンパク（窒素）は生体内で蓄積（同化）と分解（異化）が動的に平衡関係にある。窒素平衡（Nitrogen-Balance：NB）は窒素投与量と窒素排泄量の差より求められ，タンパク形成の状態を反映する。つまり，正の NB とすることで栄養療法が有効であることを示す。

　その際，摂取したタンパク（窒素）をいかに有効に体構成タンパク質へ利用させるかの指標として，非タンパク熱量/窒素比（NPC/N）を考慮する。NPC/N 比は非侵襲下で150〜200，侵襲が大きくなるにつれ低下する。アミノ酸製剤を投与する場合は，常に非タンパク熱量が規定量に足りているかを確認する必要がある。

　またアミノ酸（タンパク）の投与において特に留意すべき疾患として，肝障害，腎障害がある。同じ肝不全用アミノ酸製剤でも，製剤によって適応が異なるため，適切な使い分けが大切である。また腎障害でも，急性か慢性か，透析の有無によってタンパク制限の必要性が異なる。

(4)　脂質代謝異常

　脂肪投与の目的はエネルギー源だけでなく，必須脂肪酸の補充としても大切である。特に，無脂肪 TPN の長期施行時（3 週間以上）は，糖質の大量摂取による高血糖，脂肪肝や必須脂肪酸欠乏症の発現が報告されているため，定期的な脂肪乳剤の投与が必要である。

　近年，脂肪乳剤の投与速度は，リポタンパクリパーゼの加水分解速度から0.1 g/kg/hr 以下が適切とされており，添付文書の記載とは一部異なっている。速度が速すぎる場合には，血中脂質の増加，脂肪利用率の低下，免疫力の低下を招く恐れがあるとされており，注意が必要である。また脂肪乳剤の粒子径は0.2 μm 以上であり，通常のインラインフィルターを通過しないので，投与の際はインラインフィルターより患者側から投与する。

　脂肪投与に関連される病態は膵疾患である。膵炎，膵がんなどの膵外分泌障害ではリパーゼの分泌低下から脂肪吸収障害が生じ，膵性脂肪便が生じる。過去に，急性膵炎での脂肪乳剤の投与は膵外分泌を刺激し，症状を増悪させると言われていたが，今ではその可能性はほぼ否定されている。ただし，トリグリセリド値が300 mg/dL を超える場合には投与速度を0.05 g/kg/hr へ減速，400 mg/dL を超える場合には投与を控える。

(5)　その他

　ビタミンや微量元素の投与にも注意が必要である。乳酸アシドーシスの発現予防のため，TPN 施行時はビタミン B_1 を3 mg/day 以上投与することを忘れてはいけない。また微量

元素製剤にはコバルト，クロム，セレン，モリブデンは含有されていないため，長期TPN 施行時は欠乏症に注意する。最近では，高齢者に対する微量元素製剤の長期投与により鉄過剰となるヘモクロマトーシスを起こし，肝実質に鉄の沈着を起こした例などの報告もあり，過剰症にも注意が必要である。市販のキット製剤を使用する場合は，その成分と含有量を把握し，欠乏症や過剰症を考慮することが大切である。

―――――――― ［症例検討］ ――――――――

【症例1】

〔患者〕 70歳，女性

〔主訴〕 呼吸困難感

〔既往歴〕 脳梗塞，アルツハイマー型認知症

〔現病歴〕 介護老人福祉施設に入所中の患者（要介護4）。入院2日前より覚醒が低下し，微熱を認めていた。入院前日の昼食後より喘鳴が強くなり，喀痰吸引を行ったところ改善を認めた。その後も喀痰が大量であること，呼吸困難感が強いことより来院し，誤嚥性肺炎の診断で入院となった。入院後は抗菌薬の投与により解熱傾向ではあったが，摂食が改善しないため第7病日よりNST 介入となる。また嚥下評価を行ったところ，必要栄養量をすべて経口で摂取するのは難しいとのことであった。

〔介入時身体所見〕 体温：36.8 ℃，呼吸数18回/分，
身長154 cm，体重37 kg，BMI：15.6。

〔検査所見〕

【血液学所見】

赤血球：370万/μL，Ht：37.4%，Hb：12.6 g/dL，白血球：6020 μL

【生化学所見】

TP：5.5 g/dL，Alb：2.1 g/dL，AST：12 IU/L，ALT：10 IU/L，CRP：4.58 mg/dL，BUN：9.2 mg/dL，クレアチニン：0.39 mg/dL，Na：142 mEq/L，K：3.3 mEq/L，Cl：100 mEq/L，血糖：100 mg/dL

〔現在の栄養療法〕

食事　全粥食半量で提供　→　ほとんど摂取していない

輸液　RP1　ビーフリード　500 mL

　　　RP2　ソルデム3A　500 mL

　　　　　　ビタメジン　　　1V

　　　RP3　イントラリポス20%　100 mL

　　　水分量1100 mL

　　　エネルギー496 kcal

第3章　栄養管理

問題❶　SGA を実施してください

問題❷　ODA を実施してください

問題❸　栄養投与ルートを決定してください

問題❹　エネルギー投与量を決定してください

問題❺　各種栄養素・水分の割合を決定してください

問題❻　実際に処方を設計し注意点など考えてください

解答例❶　SGA を実施する
　1）体重変化：通常体重が不明のため　減少率不明であるが低体重
　2）食物摂取の変化：変化あり　入院前後より摂食量が低下（7日）
　3）消化器症状：食欲不振
　4）生活機能状態：寝たきり
　5）身体状況：嚥下機能低下
　評価判定：中等度栄養不良

解答例❷　ODA を実施する→異常値に注目する
　1）標準体重約52 kg　37 kg/52 kg×100＝71％→中等度栄養障害
　2）TP 5.5 g/dL　Alb 2.1 g/dL

解答例❸　栄養投与ルートの決定
　本患者は腸管が機能しているため，経腸栄養が第一選択となる。
　当初は経鼻胃管からの注入を行い，栄養状態の改善に合わせて胃瘻造設を行う。
　さらに可能であれば嚥下機能の改善を目指したリハビリテーションを行い，経口での摂食を目指すこととした。

解答例❹　エネルギー投与量の決定
　1）Harris-Benedict 式
　　BEE＝655.1＋（9.56×37）＋（1.85×154）−（4.68×70）＝966.12 kcal/day
　　必要エネルギー量＝966.12×（活動因子：1.2）×（傷害因子：1.0）
　　　　　　　　　　　＝1159.34 kcal/day
　活動係数はベッド上安静のため1.2，ストレス係数なしとした。
　2）簡易式
　　30〜35 kcal×37 kg＝1110〜1295 kcal

第3章　栄養管理

　1）および2）より約1200 kcal を目標とする。

解答例❺　各種栄養素・水分の割合
　タンパク質：1.0〜1.2 g/kg×37≒37〜44 g＝148〜156 kcal 相当
　脂質：（総エネルギーの25〜30%）＝275〜330 kcal
　水分：1200 mL 前後

解答例❻　処方設計の実際
　ラコール400 mL　1日3本　1200 kcal
　タンパク質210.24 kcal　脂質240.84 kcal　水分量1020 mL

　実際の投与に際しては，Refeeding syndrome によるカリウム・リン・マグネシウムの欠乏に注意しながら，エネルギーのアップを行っていく。計算上よりもタンパク質が多めに投与されていることから，窒素排泄状況の確認やリハビリテーションの進行状況の確認を行う必要がある。
　下痢の出現の有無や血糖値の異常の有無などを確認し，異常がある場合には投与速度の調節や胃瘻造設後であれば半固形製剤への変更を行う。

参考文献

1）浅野泰（編集）『研修医のための輸液療法』（朝倉書店，2003）
2）大村健二『がん患者の栄養管理』（南山堂，2009）
3）大柳正治（監修）『やさしく学ぶための輸液・栄養の第一歩（第四版）』（大塚製薬工場，2018）70，130，177，196.
4）東海林徹ほか『栄養サポートチーム Q & A』（じほう，2007）
5）日本緩和医療学会（編集）「終末期がん患者に対する輸液治療のガイドライン第1版」< https：//www.jspm.ne.jp/guidelines/glhyd/glhyd01.pdf >
6）日本静脈経腸栄養学会（編集）『コメディカルのための静脈・経腸栄養手技マニュアル』（南江堂，2003）
7）日本静脈経腸栄養学会（編集）『静脈経腸栄養ハンドブック』（南江堂，2011）
8）日本静脈経腸栄養学会認定委員会（編集）『日本静脈経腸栄養学会認定試験基本問題集』（南江堂，2012）

第4章

腎疾患における栄養療法

1．腎臓の機能

　腎臓は体液の恒常性を保つために水・電解質の調節，酸・塩基平衡の調節，タンパク質・代謝産物（尿素，クレアチニン，尿酸など）の排泄，ホルモンなどの産生・分泌という4つの機能を果たしている。

　腎機能低下患者は上記機能が破綻した状態にあり，水・電解質調節障害により，浮腫，高血圧，高カリウム血症，高リン血症などをきたし，酸・塩基平衡障害により，代謝性アシドーシスとなる。また，代謝産物の排泄障害により，尿素窒素や尿酸などが蓄積される。糖尿病性腎症や糸球体腎炎などにより糸球体に異常が認められる場合には，通常糸球体濾過されないアルブミンなどのタンパク質が濾過され，低タンパク血症（低アルブミン血症）となる場合がある。

2．慢性腎疾患（Chronic kidney disease：CKD）の定義

　CKDは腎障害や腎機能の低下が持続する疾患であり，進行すると末期腎不全に至り，透析や腎移植が必要となる。日本人のCKD患者数は約1,330万人（成人約8人に1人）と推計されている。

　CKDの定義は以下の通りである[2]。

CKDの定義
　① 尿異常，画像診断，血液，病理で腎障害の存在が明らか。特に0.15 g/gCr以上のタンパク尿（30 mg/gCr以上のアルブミン尿）の存在が重要。
　② 糸球体濾過量（glomerular filtration rate：GFR）<60 mL/分/1.73 m^2
　①，②のいずれか，または両方が3ヶ月以上持続する。

第4章　腎疾患における栄養療法

なお GFR は日常診療では血清 Cr 値，性別，年齢から日本人の GFR 推算式を用いて算出する。

$$eGFRcreat(mL/分/1.73\ m^2) = 194 \times 血清\ Cr\ (mg/dL)^{-1.094} \times 年齢\ (歳)^{-0.287}$$

女性の場合には ×0.739

注：酵素法で測定された Cr 値（少数点以下 2 桁表記）を用いる。18 歳以上に適用する。

CKD の重症度は原因（Cause：C），腎機能（GFR：G），タンパク尿（アルブミン尿：A）による CGA 分類で評価する（表4−1）[2]。CKD ステージに応じて食事療法などの治療法が異なる。

● 表4−1　CKD の重症度分類 ●

原蛋白	蛋白尿区分		A1	A2	A3
糖尿病	尿アルブミン定量 （mg/日）		正常	微量 アルブミン尿	顕性 アルブミン尿
	尿アルブミン/Cr 比 （mg/gCr）		30未満	30〜299	300以上
高血圧 腎炎 多発性囊胞腎 腎移植 不明 その他	尿蛋白定量 （g/日）		正常	軽度蛋白尿	高度蛋白尿
	尿蛋白/Cr 比 （g/gCr）		0.15未満	0.15〜0.49	0.50以上
GFR 区分 （mL/分 /1.73 m²）	G1	正常または高値 ≧90			
	G2	正常または軽度低下 60〜80			
	G3a	軽度〜中等度低下 45〜59			
	G3b	中等度〜高度低下 30〜44			
	G4	高度低下 15〜29			
	G5	末期腎不全（ESKD） <15			

重症度は原疾患・GFR 区分・蛋白尿区分を合わせたステージにより評価する。CKD の重症度は死亡，末期腎不全，心血管死発症のリスクを　　のステージを基準に，　　，　　，　　の順にステージが上昇するほどリスクは上昇する。

（KDIGO CKD guideline 2012を日本人用に改変）

注：わが国の保険診療では，アルブミン尿の定量測定は，糖尿病または糖尿病性早期腎症であって微量アルブミン尿を疑う患者に対し，3 カ月に 1 回に限り認められている。糖尿病において，尿定性で 1 ＋以上の明らかな尿蛋白を認める場合は尿アルブミン測定は保険で認められていないため，治療効果を評価するために定量検査を行う場合は尿蛋白定量を検討する。

（日本腎臓学会（編集）『エビデンスに基づく CKD 診療ガイドライン2018』（東京医学社，2018）を一部改変）

第4章　腎疾患における栄養療法

3．CKD 患者の栄養状態

　CKD では尿毒素の蓄積，尿毒症症状による経口摂取量の低下，代謝亢進，炎症，酸化ストレスなど複数の要因が関与し，体タンパク（骨格筋）やエネルギー源が減少する。また，CKD 患者に対し，腎保護効果を期待し，タンパク質を制限するが，過度のタンパク質制限とともに摂取エネルギー量も過度に不足すると，protein—energy wasting（PEW）を引き起こす可能性がある。PEW とは，CKD 患者で生じているタンパク異化亢進，同化抑制の病態のことで，PEW の診断基準を表4−2に示す[4]。

● 表4−2　Protein Energy Wasting の診断基準 ●

血清生化学	
	・血清アルブミンが3.8 g/dL 以下
	・血清プレアルブミン（トランスサイレチン）が30 mg/dL 以下 　（ただし，維持透析患者のみ）
	・血清コレステロールが100 mg/dL 以下
体格	
	・BMI が23以下（ただし体水分量，人種差の評価に注意が必要） 　（日本人＜18.5）
	・3ヶ月で5％，半年で10％の体重減少
	・体脂肪率が10％以下
筋肉量	
	・3ヶ月で5％，半年で10％の筋肉量減少
	・該当する50％タイルより10％以下の上腕筋周囲面積減少
食事摂取量	
	・透析患者では2ヶ月以上の0.8 g/kg/日以下のタンパク制限食
	・CKD ステージ2−5の患者では2ヶ月以上の0.6 g/kg/日以下のタンパク制限食
	・2ヶ月以上の25 kcal/kg/日以下の食事摂取

4つのカテゴリーのうちで3つ以上が該当すれば PEW と診断する。

4．CKD 患者の栄養評価

⑴　SGA

　腎機能正常患者と同様の方法で行う。ただし，透析患者の体重評価に関してはドライウエイトを使用する。ドライウエイトとは体の中の水分が適正な状態の体重を示し，透析患者の目標体重である。

⑵　ODA

　腎機能正常患者と同様に血清アルブミンや rapid turnover protein などを指標にするが，腎障害の状況がこれらの結果に影響を及ぼすため，評価に注意が必要である。尿タンパクが持続している糸球体腎炎，特にネフローゼ症候群の場合は，アルブミン，トランスフェ

第4章 腎疾患における栄養療法

リンは低下する。一方，プレアルブミン（トランスサイレチン）は高値を示す[1]。

　尿素窒素はタンパクが分解され，アンモニアとなり，それが肝臓で尿素になる。その尿素は腎臓で排出されるため，クレアチニンとともに腎機能の指標として使用される。腎機能低下時以外にも血清尿素窒素（BUN）が増加する。BUN上昇の原因としては，タンパク質の過剰摂取，エネルギー摂取不足によるタンパク異化亢進があり，タンパク質，エネルギー摂取の状況を評価することができる。他にBUNが上昇する原因は，脱水（尿細管において水の再吸収とともに尿素窒素の再吸収が亢進する）や消化管出血（消化管内で細菌により血液が分解され，アンモニアが発生する）がある。

(3) Geriatric Nutritional Risk Index（GNRI）

　元々は高齢患者向けに作成されたGNRI[6]が透析患者の栄養評価に有用であることが報告され[5]，PEWを有する患者やPEWに陥る可能性がある患者をスクリーニングする方法として簡便な方法である。

$$GNRI = [14.89 \times albumin（g/dL）] + [41.7 \times （現体重（ドライウエイト）/理想体重）]$$

現体重（ドライウエイト）＞理想体重の場合は現体重/理想体重＝1とする

　高齢者では，GNRI＜82：重度栄養障害，GNRI＝82～91：中等度栄養障害，GNRI＝92～98：軽度栄養障害，GNRI≧99：リスクなしと判定する。透析患者では，GNRI＜91.2：栄養障害リスクあり，GNRI≧91.2：栄養障害リスクなしと判定することがある。

5．CKD食事療法基準

CKD患者の食事摂取基準を表4-3に示す[3]。

● 表4-3　CKDステージによる食事療法基準 ●

CKDステージ	G1	G2	G3a	G3b～5	血液透析 腹膜透析
エネルギー （kcal/kg/日）	25～35				30～35
タンパク質 （g/kg/日）	過剰な摂取を しない	0.8～1.0		0.6～0.8	0.9～1.2
カリウム （mg/日）	制限なし			2000～1500以下	HD：2000以下 PD：制限なし
リン （mg/日）					タンパク質（g）×15

(1) エネルギー

エネルギーは性，年齢，身体活動レベルなどを考慮するが，25〜35 kcal/kg 標準体重/日とし，身体所見や検査所見などの推移により適時に変更する。腎機能低下の程度に応じた摂取タンパク質の制限が標準的であるが，体タンパク合成には十分なエネルギー摂取が必要であり，0.6 g/kg 実測体重/日以下のタンパク質制限を行う場合には，35 kcal/kg 実測体重/日以上のエネルギー摂取量を確保しなければ負の窒素バランス（異化亢進）となる。

(2) タンパク質

過剰なタンパク質摂取は糸球体過剰ろ過を促進し，腎機能に影響を与える。また，腎機能低下時にはタンパク質の代謝産物が尿毒症物質として蓄積する。標準的治療としては，ステージ G3a では0.8〜1.0 g/kg 標準体重/日，ステージ G3b 以降では0.6〜0.8 g/kg 標準体重/日である。十分なエネルギーの確保が必要で，PEW などの発症に十分に注意する。高齢者では，タンパク質摂取制限に伴う低栄養の懸念から，一定のタンパク質摂取を確保すべきとの見解がある。過度なタンパク質摂取制限は QOL や生命予後悪化につながる可能性もあり，その実施においては腎臓専門医と管理栄養士を含む医療チームの管理の下で行われることが望ましいとされている。

(3) 食塩

CKD 患者において高血圧・尿タンパクの抑制と CVD の予防のため，6 g/日未満の食塩摂取制限を推奨されている。ただし，過度の減塩は食事摂食量全体が低下し，低栄養を招く可能性があるため，個々の症例に応じて3 g を目安として無理のない下限を定める必要がある。

(4) カリウム

ステージ G3a までは制限せず，G3b では2,000 mg/日以下，G4〜G5では1,500 mg/日以下を目標とする。ただし，血清カリウム値を参考に薬剤の副作用や合併症を確認し，必要に応じて制限する。

(5) リン

高リン血症は CKD の腎機能低下，死亡および心血管疾患の独立した危険因子である。1 日の総摂取量と検査値をあわせて評価し，必要に応じてリン吸着薬も使用して，血清リン値を基準値内に保つようにする。リンの摂取量はタンパク質の摂取量に大きく影響を受けるため，タンパク質摂取制限を行うことが同時にリンの摂取制限になり得る。

第4章　腎疾患における栄養療法

―――［症例検討］―――

【症例1】
〔患者〕　72歳，女性
〔主訴〕　腹痛
〔既往歴〕　5年前，慢性腎臓病・血液透析（CKD ステージ5D）
〔現病歴〕　腎硬化症により，5年前から血液透析を施行している。今回の入院で，胃
　　がん手術を施行したが，イレウスを発症して絶食（1週間以上）の指示が出た。
　　なお，水分は約1000 mL ぐらいまでなら透析で管理できる。
〔初診時所見〕　身長160 cm，ドライウエイト45 kg（3ヶ月前46 kg）
〔検査値〕　（透析前）WBC：6200/μL，Hb：9.0 g/dL，MCV：95.3 fl，MCH：32.0 pg，
　　MCHC：33.5%，PLT：25.9×104/μL
　　Alb：2.8 g/dL，T-Bil：0.6 mg/dL，AST：35 IU/mL，ALT：30 IU/mL，γ-GTP：
　　35 IU/mL
　　BUN：40 mg/dL，Cr：6.8 mg/dL，Ca：8.8 mg/dL，P：3.8 mg/dL，Na：136
　　mEq/L，K：5.0 mEq/L，Cl：100 mEq/L，CRP：0.1 mg/dL，総コレステロール：
　　170 mg/dL，Fe：80 μg/dL
　　TIBC：179 μg/dL，フェリチン：257 ng/mL

問題❶　上記患者の栄養投与ルートおよび栄養療法計画を立案してください。

問題❷　栄養療法を計画してください。

問題❸　栄養管理の時にモニターする項目を立案してください。

解答例❶

　1週間以上，腸管が使用できないため，中心静脈栄養を選択する。

解答例❷

　投与水分量　1000 mL（透析でコントロール）

　慢性腎臓病に対する食事療法基準2014年版[3]に従い，エネルギー，タンパク質量を計算
する。NPC/N 比を CKD 患者の場合は300-500とする場合もあるが，基本的には必要エ
ネルギー量と必要タンパク質量を投与することを優先し，NPC/N 比は目安として参照す
る。特に透析患者の場合は透析でのアミノ酸の喪失などを考慮し，タンパク制限が解除さ
れ，タンパク質の負荷量が増えるため，NPC/N 比は腎機能正常患者と同様の数値となる
ことが多い（表4-4）。

　1）投与エネルギー：体重45 kg×30 kcal＝1350 kcal
　2）タンパク質：体重45 kg×1.2 g＝54 g

67

第4章　腎疾患における栄養療法

アミパレン®　2.5袋（500 ml）＝アミノ酸　50 g（200 kcal）

NPC＝1350−（4×54）＝1134 kcal

NPC/N＝1134/54/6.25＝131

脂肪：食事では総カロリーの20％程度　⇒270 kcal

20％イントラリポス®100 ml（200 kcal）

糖質：残りのカロリー分

70％糖液350 ml（960 kcal）

電解質およびビタミン・微量元素の追加

解答例❸

体重，消化器症状，プレアルブミン，アルブミン，総コレステロール，上腕筋周囲面積などを確認する。透析患者であるにもかかわらず，血清リン値が3.8 mg/dL と低いことから低栄養状態が予想される。そのため，栄養療法開始後は refeeding syndrome を早期に発見するためにも，定期的なチェックが必要となる。

●表4−4　CKD ステージによる食事療法基準と NPC/N 比の関係●

CKD ステージ	G1	G2	G3a	G3b〜5	血液透析 腹膜透析
エネルギー（kcal/kg/日）			25〜35		30〜35
タンパク質（g/kg/日）	過剰な摂取をしない		0.8〜1.0	0.6〜0.8	0.9〜1.2
NPC/N			131〜248	170〜340	131〜218

参考文献

1）加藤明彦・市川和子（編集）『腎不全医療における栄養管理の基礎知識』（日本メディカルセンター，2011）

2）日本腎臓学会（編集）『エビデンスに基づく CKD 診療ガイドライン2018』（東京医学社，2018）3.

3）日本腎臓学会（編集）「慢性腎臓病に対する食事療法基準2014年版」，『日腎会誌』（東京医学社，2014，Vol.56，No.5）553–599.

4）D Fouque *et al.*, "A proposed nomenclature and diagnostic criteria for protein–energy wasting in acute and chronic kidney disease." *Kidney International*, 2008, 73(4), 391–398.

5）K Yamada *et al.*," Simplified nutritional screening tools for patients on maintenance hemodialysis." *The American Journal of Clinical Nutrition*, 2008, 87(1), 106–113.

6）O Bouillanne *et al.*, "Geriatric Nutritional Risk Index：a new index for evaluating at-risk elderly medical patients." *The American Journal of Clinical Nutrition*, 2005, 82(4), 777–783.

第5章

肝機能障害と栄養療法

1. 肝臓の機能

　肝臓の機能は大きく分けて代謝・合成・貯蔵・分解が知られている。その機能の中でも代謝臓器としての機能は多岐にわたっており，次の3点から消化器官としての重要な役割を担っている。
① 糖新生：糖質の貯蔵（グリコーゲン）
② タンパク：アミノ酸からタンパク質の合成，貯蔵
③ 脂肪：脂質の貯蔵
　すなわち肝臓は3大栄養素である糖質・タンパク質・脂質の分解生成機能を中心とした代謝中心を担っている。いわば生体への栄養貯蔵庫である。肝臓の病態では，その病態の部位，進行度によって栄養障害の程度，必要な治療は異なってくる。

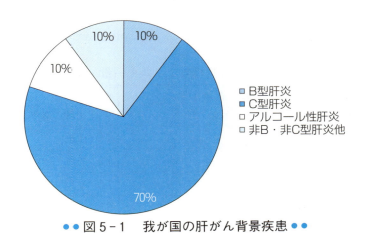

●● 図5-1　我が国の肝がん背景疾患 ●●
（日本肝臓学会（編集）「肝がん白書　平成27年度」（日本肝臓学会，2015）より引用）

第5章　肝機能障害と栄養療法

2．病態の進行

　急性肝炎から慢性化した場合，年単位の経過をへて肝細胞の破壊と線維化を伴う肝硬変へと変化する。他方，アルコールや脂肪食の長期にわたる摂取により，脂肪肝から肝硬変に至ることもある。急性期の反応は劇的な場合もあるが，症状のないまま慢性的な変化をし肝臓がんに至ることもある。

3．肝硬変

　慢性肝炎にて線維化が進行した部位が肝臓全体に進むと，肝硬変となる。肝臓内の代謝機能の低下や貯蔵機能の喪失により様々な合併症を引き起こす。

・タンパク質の合成不良　腹水

● 表5－1　肝硬変の重症度分類（Child-Pugh 分類）●

臨床所見 生化学検査所見	重症度に応じた点数		
	1	2	3
脳症	なし	1度・2度	3度・4度
腹水	なし	少量	中等量以上
血清ビリルビン	＜2	2－3	3＜
血清アルブミン	＞3.5	2.8－3.5	2.8＞
プロトロンビン時間	70	40－70	40
原発性胆汁性肝硬変時 ビリルビン	＜4	4－10	10＜

Grade A 5－6点，Grade B 7－9点，Grade C 10－15点
（日本静脈経腸栄養学会（編集）『静脈経腸栄養ガイドライン　第3版』（照林社，2013）より引用）

● 表5－2　肝疾患における推奨投与エネルギー量（標準体重で算出）●

	非窒素エネルギー Kcal/Kg/日	タンパク質 アミノ酸　g/Kg/日
代償性肝硬変	25－35	1.0－1.2
栄養障害	35－40	1.5
経口摂取不良	35－40	1.5
肝性脳症1度・2度	25－35	0.5から開始し1.0－1.5 植物性タンパク 分岐鎖アミノ酸補給
肝性脳症3度・4度	25－35	0.5－1.2 分岐鎖アミノ酸輸液

（日本静脈経腸栄養学会（編集）『静脈経腸栄養ガイドライン　第3版』（照林社，2013）より引用）

・アンモニアの分解不良　肝性脳症
・胆のうの異常　黄疸
これらの病態に合わせた対症療法をすることで機能回復を目指す。

4．肝疾患における栄養療法の基本

　肝臓の機能に障害がある場合，アンモニアの血液中濃度が相対的に上がり，骨格筋でのアンモニア代謝が亢進する。その際，α-ケトグルタル酸とアンモニアからグルタミンやアラニンを生成する過程でバリン・ロイシン・イソロイシン（分岐鎖アミノ酸 branched chain amino acid 以下 BCAA）が消費される。すなわち肝疾患においては BCAA 濃度が相対的に下がる。

　このことを知るために BCAA と，チロシン・フェニルアラニン（芳香族アミノ酸 aromatic amino acid 以下 AAA）のモル比（BCAA/AAA）である Fischer モル比を測定する：正常値：3-4。1.8を下回る場合，病的な因子が存在し治療が必要となる。低値の継続はサルコペニア発症のリスクとなる。BCAA を多く含む食品を選択的に摂取することは難しいため，食事摂取量を適切にした上で分岐鎖アミノ酸顆粒製剤の投与を行う。分岐鎖アミノ酸顆粒製剤を投与しても低アルブミン血症が改善しない場合には Fischer モル比の高い肝不全用栄養剤を投与する。

●表5-3　肝不全用栄養剤の代表例（医薬品と食品を含む）●

	分岐鎖アミノ酸顆粒製剤リーバクト	ヘパスⅡ	ヘパン ED 成分栄養	アミノレバン EN 半消化体栄養
1日投与量	1回1包 1日3回	1-2本	2包（160 g）	3包（150 g）
アミノ酸	4.15 g/包	6.5 g/本	22.4 g/2包	40.5 g/3包
BCAA	4.15 g/包	3.5 g/本	10.9 g/2包	18.3 g/3包
糖質	−	28 g/本	123 g/2包	94.5 g/3包
脂質	−	6.7 g/本	5.6 g/2包	10.5 g/3包
総エネルギー	−	200 Kcal/本	620 Kcal/2包	639 Kcal/3包

5．カルニチンの有効性

　肝細胞でのカルニチンの合成低下/食事療法におけるタンパク制限などによるカルニチン摂取量低下により，肝硬変患者ではカルニチン欠乏が惹起される。カルニチンはアミノ酸誘導体で，脂肪酸をミトコンドリア内に運搬する。それにより尿素サイクルを促進させてアンモニアを分解する。カルニチンの摂取により肝性脳症の改善や脂肪酸代謝の改善が期待される。

第5章　肝機能障害と栄養療法

6．分食の有効性

　肝不全では，もともとエネルギー消費量が多い一方で，肝臓でのグリコーゲンの貯蔵量が少なくなっているため，慢性的にエネルギーが欠乏している。翌朝の栄養枯渇を回避するために，分食として夜食療法「Late Evening Snack（以下 LES）」を実施する。1日に摂取する総カロリー量を分割し，朝，昼，夕の食事量を減量後，LES は約100－200 Kcal 程度とする。

───────────────［症例検討］───────────────

【症例1】

〔患者〕　73歳，男性

〔主訴〕　意識障害

〔現病歴〕　アルコール性肝硬変にて外来通院中であったが便秘傾向となり意識障害が
　　　徐々に出現してきた。5日後，傾眠が悪化したため救急外来を受診し，同日入院
　　　となった。

　　　入院後絶食，脳症に対してアミノレバン®注（500 mL/本）2本/日，アルギメー
　　　ト点滴静注（200 mL/本）2本/日，補液として KNMG3号®輸液500 mL，ソリュー
　　　ゲン G®注500 mL にて加療を開始した。輸液は継続し，26日より肝臓病食（エネ
　　　ルギー1600 kcal，タンパク質60 g）を開始するも食事摂取量は7割程度の摂取状
　　　況であった。アミノレバン EN®配合散1包を就寝前投与したが意識障害の改善が
　　　見られず NST へ依頼となった。

〔既往歴〕　なし

〔家族歴〕　なし

〔入院時現症〕　身長163 cm，体重55 kg（標準体重58.5 kg）
　　　　　　　眼球結膜；軽度汚染，眼瞼結膜：貧血なし
　　　　　　　胸部理学的に異常所見なし
　　　　　　　腹部理学所見：腹部は平坦，軟，肝臓・脾臓は触知しない，腹水兆候なし
　　　　　　　下腿浮腫なし
　　　　　　　羽ばたき振戦を認める

〔外来時処方〕
　　1）リーバクト®配合顆粒：2包/分2（朝・昼）
　　2）アミノレバン EN®配合散：1包/分1（就寝前）
　　3）アリナミン F®錠：3錠/分3（毎食後）
　　4）ポルトラック®原末：3包/分3（毎食後）
　　5）モニラック®シロップ：20 mL/分2（朝・昼）

〔入院時検査所見〕　AST：33 IU/L，ALT：22 IU/L，ALP：468 IU/L，γ-GTP：24
　　IU/L，Cholin-E：69 IU/L
　　T-Bil：2.87 mg/dL，D-Bil：0.3 mg/dL，TP：7.5 g/dL，Na：142 mmol/L

第5章　肝機能障害と栄養療法

K：3.2 mmol/L，Cl：108 mmol/L，BUN：16 mg/dL，Cr：0.5 mg/dL

NH3：157 μmol/L，Alb：2.79 g/dL，WBC：$6.5\times10^3/\mu$L，RBC：$423\times10^3/\mu$L

Hb：14.8 g/dL，Ht：41.7%，PLT：$11.5\times10^4/\mu$L，PT：56.0%

HBsAg：陰性，HCV-Ab：陰性

〔NST依頼時検査所見（入院7日目）〕　AST：31 IU/L，ALT：16 IU/L，ALP：354
　　IU/L，γ-GTP：20 IU/L，Cholin-E：53 IU/L

　　T-Bil：2.65 mg/dL，D-Bil：0.34 mg/dL，TP：6.3 g/dL，Na：137 mmol/L

　　K：3.7 mmol/L，Cl：105 mmol/L，BUN：11 mg/dL，Cr：0.4 mg/dL

　　NH3：210 μmol/L，Alb：2.26 g/dL，WBC：$4.3\times10^3/\mu$L，RBC：$404\times10^3/\mu$L

　　Hb：14.0 g/dL，Ht：39.7%，PLT：$9.8\times10^4/\mu$L，PT：47.0%

　　HBsAg：陰性，HCV-Ab：陰性

問題❶

本症例の肝硬変の重症度を考えてください。

1）代償性，非代償性

2）Child-Pugh 分類

問題❷

入院時と NST 介入時の血液生化学的検査で注目すべき検査結果はどれですか。

問題❸

NST 依頼時の経口摂取の内容は適切ですか。

1）エネルギー量

2）タンパク質（アミノ酸）量

問題❹

NST 介入時の栄養摂取状況（輸液含む）を計算してください。

1）エネルギー量

2）タンパク質（アミノ酸）量

問題❺

NST 介入時に肝性脳症が改善されなかったと考えられる理由は何ですか。

問題❻

NST 介入時の治療目標を立ててください。

第5章　肝機能障害と栄養療法

問題❼

本症例の栄養治療計画を立ててください。

解答例❶

1）傾眠傾向，羽ばたき振戦あり，黄疸などから**非代償性肝硬変**と判断する。

2）Child-Pugh 分類

●表5-4　肝硬変の重症度分類（Child-Pugh 分類）●

臨床所見 生化学検査所見	重症度に応じた点数		
	1	2	3
脳症	なし	1度・2度	3度・4度
腹水	なし	少量	中等量以上
血清ビリルビン	＜2	2-3	3＜
血清アルブミン	＞3.5	2.8-3.5	2.8＞
プロトロンビン時間	70	40-70	40

上表の青字より**10点であり Grade C** と判断する。

解答例❷

・Cholin-E：69 IU/L（入院時）→53 IU/L

・Alb：2.79 g/dL（入院時）→2.26 g/dL

・PT：56.0%（入院時）→47.0%

・NH3：157 μmol/L（入院時）→210 μmol/L

以上より，タンパク栄養障害悪化傾向や肝性脳症のコントロール不良と判断する。

解答例❸

食事：肝臓病食（1600 kcal，タンパク質60 g）

経口薬：リーバクト®2包（タンパク質4 g/包）

　　　　アミノレバン EN®（213 kcal，タンパク質63.5 g）

1）エネルギー量

食事摂取状況（7割程度）＋リーバクト®2包＋アミノレバン EN®1包

　摂取エネルギー量：1600 kcal×0.7＋213 kcal＝1333 kcal＝22.8 kcal/kg/日

肝性脳症1度・2度における推奨投与エネルギー量は，25～35 kcal/kg/日であるためエネルギー量は不足していると判断する。

2）タンパク質（アミノ酸）量

　摂取タンパク質：60 g×0.7＋4 g×2＋13.5 g＝63.5 g＝1.1 g/kg/日

肝性脳症1度・2度におけるタンパク質（アミノ酸）は1.0～1.5 g/kg/日が推奨される

第5章　肝機能障害と栄養療法

ため，タンパク質摂取量は適正と判断する。

解答例❹

食事：肝臓病食（**1600 kcal**，タンパク質60 g）

経口薬：リーバクト® 2包（タンパク質4 g/ 包）

　　　　アミノレバン EN®（**213 kcal**，タンパク質63.5 g）

注射薬：輸液（KNMG3号® 500 mL，ソリューゲン G® 500 mL）

　　　　エネルギー量：200 kcal + 100 kcal = **300 kcal**

　　　　アミノレバン®（500 mL）2本 + アルギメート（200 mL）2本

　　　　アミノレバン®：約160 kcal，総遊離アミノ酸39.93 g/本

　　　　アルギメート®：80 kcal，L-グルタミン酸　アルギニン20 g/本

1）エネルギー量

　1600 kcal × 0.7 + 213 kcal + 300 kcal + 160 kcal × 2 + 80 kcal × 2 = **2113 kcal**
　= **36.1 kcal/kg**

2）タンパク質（アミノ酸）量

　60 g × 0.7 + 4 g × 2 + 13.5 g + 39.93 × 2 + 20 × 2 = **183.4 g = 3.1 g/kg**

解答例❺

非経口投与を含めてアミノ酸（タンパク質）投与量が過剰であり，アンモニア生成が進んだため肝性脳症が改善されなかった。

解答例❻

低アルブミン血症（血清アルブミン値　2.26 g/dL）→十分なタンパク質量の摂取

高アンモニア血症（血中アンモニア値　226 μmol/L）→タンパク質の摂取制限

脳症が改善されなければ自宅退院は不可能と考え，脳症改善を最優先とする。

解答例❼

現在の栄養治療

・エネルギー量

　1600 kcal × 0.7 + 213 kcal + 300 kcal + 160 kcal × 2 + 80 kcal × 2 = **2113 kcal**
　= **36.1 kcal/kg**

・タンパク質（アミノ酸）量

　60 g × 0.7 + 4 g × 2 + 13.5 g + 39.93 × 2 + 20 × 2 = **183.4 g = 3.1 g/kg**

NST の考え方

まず脳症の改善を目標にする。

・エネルギー量は1800 kcal 程度（30.8 kcal/kg），タンパク質量（経口摂取）は30 g（0.5 g/kg）を確保する。

・経腸栄養剤，輸液からの窒素負荷を軽減する。アミノレバン® を中止する。

第 5 章　肝機能障害と栄養療法

・高アンモニア血症治療薬を検討する。

　亜鉛，難吸収性抗菌薬の併用，アミノレバン® からアルギメート® への変更

・食事内容の変更

　タンパク質量を減量，肝不全用栄養剤を中止する。

<u>NST の治療方針</u>

・食事の変更（肝臓病食から腎臓病食1400 kcal，タンパク質30 g）

・処方の変更：リーバクト®，アミノレバン EN® 中止

　エネルギー1400 kcal（23.9 kcal/kg/日），タンパク質30 g（0.5 g/kg/日）

・輸液：アルギメート® 2 本/日（160 kcal）→尿素回路の刺激

　KNMG3号®（500 mL）2 本/日＝400 kcal

　　エネルギー量：1400 kcal＋160 kcal＋400 kcal＝1960 kcal（33.5 kcal/kg/日）

　　タンパク質量：30 g＋20 g×2 ＝70 g（1.2 g/kg/日）

・低アルブミン血症に対しては，非経口的にアルブミン製剤を投与する。

・肝性脳症に対する薬物療法

・合成二糖類：ラクツロース®60 mL から90 mL/日へ→腸管でのアンモニア産生抑制

・亜鉛：プロマック® 2 包/日→尿素回路の刺激

・難吸収性抗菌薬：カナマイシン®2000 mg/日→腸管でのアンモニア産生抑制

・アルギメート® 2 本/日→尿素回路の刺激

※脳症と高アンモニア血症が改善されたらタンパク質量の不足に対する対策をする。

　アミノレバン EN® 1 包，リーバクト® 2 包の投与を再開する。

参考文献

1 ）大柳正治（監修）『やさしく学ぶための輸液・栄養の第一歩（第四版）』（大塚製薬工場，2018）193-197.

2 ）日本肝臓学会（編集）「肝がん白書　平成27年度」（日本肝臓学会，2015）5.

3 ）日本肝臓学会（編集）「肝疾患におけるサルコペニア判定基準　第 1 版」（日本肝臓学会，2016）2.

4 ）日本静脈経腸栄養学会（編集）『静脈経腸栄養ガイドライン　第 3 版』（照林社，2013）248-257.

•• 付 表 ••

表1. 主な輸液製剤一覧表 （詳細は添付文書参照）

	製品名	液量 (mL)	熱量 (Kcal/L)	mEq/L				
				Na+	K+	Mg2+	Ca2+	Cl−
細胞外液補充液	生理食塩液	5〜2000		154				154
	アクメイン注	200，500	200	130	4		3	109
	ヴィーンD輸液	200，500	200	130	4		3	109
	ヴィーンF輸液	500		130	4		3	109
	ソリューゲンF注	500		130	4		3	109
	ソリューゲンG注	200，300，500	200	130	4		3	109
	ソルアセトD輸液	250，500	200	131	4		3	109
	ソルアセトF輸液	500，1000		131	4		3	109
	ソルラクトD輸液	250，500	200	131	4		3	110
	ソルラクトS輸液	250，500	200	131	4		3	110
	ソルラクトTMR輸液	250，500	200	131	4		3	110
	ソルラクト輸液	250，500，1000		131	4		3	110
	ニソリM注	250，500	200	130	4		3	109
	ニソリ・S注	500	200	130	4		3	109
	ニソリ輸液	500		130	4		3	109
	ハルトマンD液「小林」	500	200	131	4		3	110
	ハルトマン輸液「NP」	500		131	4		3	110
	ハルトマン液「コバヤシ」	500		130	4		3	109
	ハルトマン輸液 pH8「NP」	500，1000		131	4		3	110
	ビカーボン輸液	500		135	4	1	3	113
	ビカネイト輸液	500，1000		130	4	2	3	109
	フィジオ140輸液	250，500	40	140	4	2	3	115
	ペロール注	300，500	200	130	4		3	109
	ポタコールR輸液	250，500	200	130	4		3	109
	ラクテックD輸液	500	200	130	4		3	109
	ラクテックG輸液	250，500，1000	200	130	4		3	109
	ラクテック注	250，500，1000		130	4		3	109
	ラクトリンゲルM注「フソー」	200，500	200	130.4	4		2.7	109.4
	ラクトリンゲルS注「フソー」	200，500	200	130.4	4		2.7	109.4
	ラクトリンゲル液"フソー"	200，500，1000		130.4	4		2.7	109.4
	リナセートD輸液	200，500	200	130	4		3	109
	リナセートF輸液	500		130	4		3	109
	リンゲル液「オーツカ」	500		147	4		4.5	155.5
	リンゲル液「フソー」	500		147.2	4		4.5	155.7

L-Lac⁻	Ace⁻	HCO₃³⁻	Glc⁻	Cit³⁻	H₂PO₄⁴⁻	mmol/L P	μmol/L Zn	糖質*(g/L)	pH	浸透圧比#	会社名
									4.5～8.0	約1	各社
	28							G 50	4.0～6.0	約2	光
	28							G 50	4.0～6.5	約2	扶桑
	28								6.5～7.5	約1	扶桑
	28								6.5～7.5	0.8～1.0	注1)
	28							G 50	4.0～6.5	1.8～2.1	注2)
	28							G 50	4.0～6.5	約2	テルモ
	28								6.5～7.5	約0.9	テルモ
28								G 50	4.5～7.0	約2	テルモ
28								S 50	6.0～7.5	約2	テルモ
28								M 50	3.5～6.5	約1	テルモ
28									6.0～7.5	約0.9	テルモ
28								M 50	3.5～6.5	1.4～1.5	ファイザー
28								S 50	5.0～7.5	1.5～2.4	ファイザー
28									6.5～7.5	0.5～1.4	ファイザー
28								G 50	4.1～4.9	1.8～2.2	共和クリティケア
28									6.0～7.5	約1	ニプロ
28									6.0～7.5	0.7～1.1	共和クリティケア
28									7.8～8.2	約1	ニプロ
		25		5					6.8～7.8	0.9～1.0	陽進堂
		28		4					約7.3	約0.9	大塚工場
	25		3	6				G 10	約6.1	約1	大塚工場
	28							G 50	4.0～6.5	1.8～2.1	ファイザー
28								M 50	約4.9	約1.5	大塚工場
28								G 50	約4.9	約2	大塚工場
28								S 50	約6.6	約2	大塚工場
28									6.0～7.5	約0.9	大塚工場
27.7								M 50	4.5～6.0	1.4～1.5	扶桑
27.7								S 50	5.5～6.5	1.8～2.0	扶桑
27.7									6.0～7.5	0.8～1.0	扶桑
	28							G 50	4.5～6.0	約2	陽進堂
	28								6.5～7.5	約1	陽進堂
									5.0～7.5	約1	大塚工場
									5.0～7.5	0.9～1.1	扶桑

	製品名	液量 (mL)	熱量 (Kcal/L)	mEq/L				
				Na⁺	K⁺	Mg²⁺	Ca²⁺	Cl⁻
開始液 （1号液）	KN 1 号輸液	200, 500	100	77				77
	ソリタ-T1号輸液	200, 500	104	90				70
	YD ソリタ-T1号輸液	200, 500	104	90				70
	ソルデム 1 輸液	200, 500	104	90				70
	デノサリン 1 輸液	200, 500	100	77				77
	リプラス 1 号輸液	200, 500	104	90.8				70.8
脱水補給液 （2号液）	KN2号輸液	500	94	60	25	2		49
	ソリタ-T2号輸液	200, 500	128	84	20			66
	ソルデム 2 輸液	200, 500	58	77.5	30			59
維持液 （3号液）	EL-3号輸液	500	200	40	35			40
	KN3号輸液	200, 500	108	50	20			50
	アクチット輸液	200, 500	200	45	17	5		37
	アクマルト輸液	200, 500	200	45	17	5		37
	アセテート維持液3G「HK」	200, 500	200	45	17	5		37
	アセトキープ3G 注	200, 500	200	45	17	5		37
	アルトフェッド注射液	200, 500	200	45	17	5		37
	ヴィーン3G 輸液	200, 500	200	45	17	5		37
	エスロンB 注	200, 500	200	45	17	5		37
	クリニザルツ輸液	200, 500	200	45	25	5		45
	ソリタ-T3号輸液	200, 500	172	35	20			35
	YD ソリタ-T3号輸液	200, 500	172	35	20			35
	ソルデム3A 輸液	200, 500, 1000	172	35	20			35
	ソルデム 3 輸液	200, 500	108	50	20			50
	ソルマルト輸液	200, 500	200	45	17	5		37
	ハルトマン-G3号輸液	200, 500	172	35	20			35
	ヒシナルク 3 号輸液	200, 500	172	35	20			35
	フルクトラクト注	200, 500	108	50	20			50
	ペンライブ注	200, 300, 500	200	45	17	5		37
	ユエキンキープ輸液	200, 500	172	35	20			35
	リプラス 3 号輸液	200, 500	200	40	20			40
術後回復液 （4号液）	KN4号輸液	500	160	30				20
	ソリタ-T4号輸液	200, 500	172	30				20
	ソルデム 6 輸液	200, 500	160	30				20
高濃度糖加 維持液	10％　EL-3号輸液	500	400	40	35			40
	KNMG3号輸液	500	400	50	20			50
	アステマリン 3 号 MG 輸液	500	400	35	20	3		38
	グルアセト35注	250, 500	400	35	20	3	5	28
	ソリタ-T3G 号輸液	200, 500	300	35	20			35
	YD ソリタ-T3G 号輸液	200, 500	300	35	20			35
	ソリタックス-H 輸液	500	500	50	30	3	5	48
	ソルデム3AG 輸液	200, 500	300	35	20			35
	ソルデム3PG 輸液	200, 500	400	40	35			40
	トリフリード輸液	500, 1000	420	35	20	5	5	35
	フィジオ35輸液	250, 500	400	35	20	3	5	28
	フィジオゾール 3 号輸液	500	400	35	20	3		38
その他	フィジオ70輸液	500	100	70	4		3	52

L-Lac⁻：L-乳酸イオン，Ace⁻：酢酸イオン，Glc⁻：グルコン酸イオン，Cit³⁻：クエン酸イオン，Mal²⁻：リンゴ酸イオン，
＊糖質　G：グルコース，F：フルクトース，S：ソルビトール，X：キシリトール，M：マルトース，Gly：濃グリセリン
＃：生理食塩液に対する比
注1）共和クリティケア・ニプロ・光　注2）共和クリティケア・ニプロ

$L\text{-}Lac^-$	Ace^-	HCO_3^{3-}	Glc^-	Cit^{3-}	$H_2PO_4^{4-}$	P (mmol/L)	Zn (μmol/L)	糖質* (g/L)	pH	浸透圧比#	会社名
								G 25	約4.9	約1	大塚工場
20								G 26	3.5~6.5	約1	陽進堂
20								G 26	3.5~6.5	約1	陽進堂
20								G 26	4.5~7.0	約1	テルモ
								G 25	3.5~6.0	約1	テルモ
20								G 26	4.5~5.5	1.0~1.2	扶桑
25						6.5		G 23.5	約4.8	約1	大塚工場
28						10		G 32	3.5~6.5	約1	陽進堂
48.5								G 14.5	4.5~7.0	約1	テルモ
20						8		G 50	4.0~6.0	約2	陽進堂
20								G 27	約5.4	約1	大塚工場
	20				10			M 50	4.3~6.3	約1	扶桑
	20				10			M 50	4.0~6.0	約1	光
	20				10			G 50	4.3~6.3	1.4~1.6	光
	20				10			G 50	4.3~6.3	1.3~1.7	注2)
	20				10			M 50	4.5~6.0	0.9~1.0	扶桑
	20				10			G 50	4.3~6.3	約1.5	扶桑
	20				10			M 50	4.3~6.3	0.9~1.0	注2)
	20				10			X 50	5.0~6.5	1.5~1.8	注2)
20								G 43	3.5~6.5	約1	陽進堂
20								G 43	3.5~6.5	約1	陽進堂
20								G 43	5.0~6.5	約1	テルモ
20								G 27	4.5~7.0	約0.9	テルモ
	20				10			M 50	4.3~6.3	約1	テルモ
20								G 43	4.0~6.0	1.0~1.6	共和クリティケア
20								G 43	3.5~6.5	約1	ニプロ
20								F 27	約4.8	約1	大塚工場
	20				10			M 50	4.3~6.3	0.9~1.0	ファイザー
20								G 43	5.0~7.0	約1	光
20								G 50	4.5~5.5	1.4~1.5	扶桑
10								G 40	約5.5	約1	大塚工場
10								G 43	3.5~6.5	約1	陽進堂
10								G 40	4.5~7.0	約0.9	テルモ
20						8		G 100	4.0~6.0	約3	陽進堂
20								G 100	約4.9	約3	大塚工場
20								G 100	4.0~5.2	2.0~2.9	ファイザー
	20		5		10			G 100	4.7~5.3	2.4~2.8	注1)
20								G 75	3.5~6.5	約2	陽進堂
20								G 75	3.5~6.5	約2	陽進堂
20						10		G 125	5.7~6.5	約3	陽進堂
20								G 75	5.0~6.5	約2	テルモ
20						8		G 100	4.0~6.0	約3	テルモ
	6			14	10		5	GFX105	約5.0	約2.6	大塚工場
	20		5		10			G 100	約5.0	約2~3	大塚工場
20								G 100	約4.7	約2~3	大塚工場
	25							G 25	約5.0	約1	大塚工場

Suc^{2-} コハク酸イオン

	製品名	液量 (mL)	熱量 (Kcal/L)	mEq/L							
				Na$^+$	K$^+$	Mg^{2+}	Ca^{2+}	Cl$^-$	SO$_4^{2-}$	L-Lac$^-$	Ace$^-$
低濃度糖加アミノ酸液	アミカリック輸液	200, 500	410	30	25	3		50		40	
	ツインパル輸液	500, 1000	420	35	20	5	5	35	5	(Lac$^-$) 20	
	プラスアミノ輸液	200, 500	408	約34				約34			
ビタミンB1 低濃度糖加アミノ酸液	パレセーフ輸液	500	420	34.2	20	5	5	35.2	5	20	19
	ビーフリード輸液	500, 1000	420	35	20	5	5	35	5	20	16
水溶性ビタミン 低濃度糖加アミノ酸液	パレプラス輸液	500, 1000	420	34.2	20	5.1	5	35.2	5.1	(Lac$^-$) 25.5	1.2

注1）他の水溶性ビタミンは，1L中リボフラビンリン酸エステルナトリウム 2.5mg，ピリドキシン塩酸塩 2.5mg，シアノコ

	製品名	液量 (mL)	熱量 (Kcal/袋)	mEq/袋									
				Na$^+$	K$^+$	Mg^{2+}	Ca^{2+}	Cl$^-$	SO$_4^{2-}$	L-Lac$^-$	Ace$^-$	Glc$^-$	Cit^{3-}
高カロリー輸液用糖・電解質液	カロナリーL輸液	700	480	50	30	10	8.5	49		30	11.9	8.5	
	カロナリーM輸液	700	700	50	30	10	8.5	49		30	11.9	8.5	
	カロナリーH輸液	700	1000	50	30	10	8.5	49		30	11.9	8.5	
	ハイカリックNC-L輸液	700	480	50	30	10	8.5	49		30	11.9	8.5	
	ハイカリックNC-N輸液	700	700	50	30	10	8.5	49		30	11.9	8.5	
	ハイカリックNC-H輸液	700	1000	50	30	10	8.5	49		30	11.9	8.5	
	ハイカリックRF輸液	250	500	12.5		1.5	1.5	7.5		7.5		1.5	
	ハイカリックRF輸液	500	1000	25		3	3	15		15		3	
	ハイカリックRF輸液	1000	2000	50		6	6	30		30		6	
	ハイカリック液-1号	700	480		30	10	8.5		10		25	8.5	
	ハイカリック液-2号	700	700		30	10	8.5		10		25	8.5	
	ハイカリック液-3号	700	1000		30	10	8.5		10		22	8.5	
	リハビリックス-K1号輸液	500	340	5	10	1	4			9		1	
	リハビリックス-K2号輸液	500	420		15	2.5	7.5			2.5		2.5	
高カロリー輸液用糖・電解質・アミノ酸液	ピーエヌツイン1号輸液	1000	560	50	30	6	8	50	6		34	8	
	ピーエヌツイン2号輸液	1100	840	50	30	6	8	50	6		40	8	
	ピーエヌツイン3号輸液	1200	1160	51	30	6	8	50	6		46	8	
高カロリー輸液用糖・電解質・アミノ酸・総合ビタミン液	ネオパレン1号輸液	1000	560	50	22	4	4	50	4		47		4
		1500	840	75	33	6	6	75	6		71		6
		2000	1120	100	44	8	8	100	8		95		7
	ネオパレン2号輸液	1000	820	50	27	5	5	50	5		53		12
		1500	1230	75	41	7.5	7.6	75	8		80		18
		2000	1640	100	54	10	10	100	10		107		23
	フルカリック1号輸液	903	560	50	30	10	8.5	49		30	11.9	8.5	
		1354.5	840	75	45	15	12.75	73.5		45	17.85	12.75	
	フルカリック2号輸液	1003	820	50	30	10	8.5	49		30	11.9	8.5	
		1504.5	1230	75	45	15	12.75	73.5		45	17.85	12.75	
	フルカリック3号輸液	1103	1160	50	30	10	8.5	49		30	11.9	8.5	
高カロリー輸液用糖・電解質・アミノ酸・総合ビタミン・微量元素液	エルネオパNF1号輸液	1000	560	50	22	4	4	50	4	11	39		8
		1500	840	75	33	6	6	75	6	17	58		11
		2000	1120	100	44	8	8	100	8	23	78		15
	エルネオパNF2号輸液	1000	820	50	27	5	5	50	5	14	48		12
		1500	1230	75	41	7.5	7.6	75	8	21	72		18
		2000	1640	100	54	10	10	100	10	28	96		24
	ワンパル1号輸液	800	560	50	25	6	8	50	6.1	5.2	29		11.7
		1200	840	75	37.5	9	12	75	9.2	7.8	43.6		17.6
	ワンパル2号輸液	800	840	50	25	6	8	50	6.1	4.6	40		14.4
		1200	1260	75	45	9	12	75	9.2	7	60.1		21.6
高カロリー用糖・電解質・アミノ酸・脂肪液	ミキシッドL輸液	900	700	35	27	5	8.5	44	5		25	8.5	
	ミキシッドH輸液	900	900	35	27	5	8.5	40.5	5		25	8.5	

Glc⁻	Cit³⁻	HPO₄²⁻	mmol/L P	μmol/L Zn	mg/L チアミン塩化物塩酸塩	糖質* (g/L)	総遊離アミノ酸 (g/L)	NPC/N	窒素量 (g/L)	pH	浸透圧比#	会社名
		3				G 75	27.5	70	4.28	4.6〜5.6	約3	テルモ/田辺三菱
5			10	5		G 75	30	64	4.71	約6.9	約3	陽進堂
						G 75	27.14	71.4	4.2	約4.6	約3	大塚工場
5			10	4.8	2	G 75	30	64	4.7	約6.7	約3	陽進堂
	6		10	5	1.92	G 75	30	64	4.7	約6.7	約3	大塚工場
	12		10	4.9	注1) 3.81	G 75	30	64	4.7	約6.9	約3	陽進堂

バラミン 5μg, アスコルビン酸 100mg, ニコチン酸アミド 20mg, パンテノール 7.5mg, ビオチン 50μg, 葉酸 0.2mg

Mal²⁻	Suc²⁻	mmol/袋 P	μmol/袋 Fe	Mn	Zn	Cu	I	糖質* (g/袋)	総遊離アミノ酸 (g/袋)	NPC/N	窒素量 (g/袋)	脂質 (g/袋)	pH	浸透圧比#	会社名
		250mg			20			G 120					4.0〜5.0	4.5〜5.5	扶桑
		250mg			20			G 175					4.0〜5.0	6.0〜7.0	
		250mg			20			G 250					4.0〜5.0	9〜10	
		250mg			20			G 120					4.0〜5.0	約4	テルモ
		250mg			20			G 175					4.0〜5.0	約6	
		250mg			20			G 250					4.0〜5.0	約8	
					5			G 125					4.0〜5.0	約11	テルモ
					10			G 250					4.0〜5.0	約11	
					20			G 500					4.0〜5.0	約11	
		150mg			10			G 120					3.5〜4.5	約4	テルモ
		150mg			10			G 175					3.5〜4.5	約6	
		250mg			20			G 250					3.5〜4.5	約8	
		5			10			G 85					4.8〜5.8	約4	陽進堂
		10			10			G 105					4.8〜5.8	約5	
		8			20			G 120	20	158	3.04			約4	陽進堂
		8			20			G 180	30	158	4.56		約5	約5	
		8			20			G 250.4	40	164	6.08			約7	
		5			20			G 120	20		3.13				大塚工場
		7.6			30			G 180	30	153	4.70		約5.6	約4	
		10			40			G 240	40		6.27				
	12	6			20			G 175	30		4.70				
	18	9			30			G 262.5	45	149	7.05		約5.4	約5	
	24	12			40			G 350	60		9.40				
		250mg			20			G 120	20	154	3.12		4.5〜5.5	約4	テルモ/田辺三菱
		375mg			30			G 180	30		4.68				
		250mg			20			G 175	30	150	4.68		4.8〜5.8	約5	
		375mg			30			G 262.5	45		7.02				
		250mg			20			G 250	40	160	6.24		4.9〜5.9	約6	
		5	10	0.5	30	2.5	0.5	G 120	20		3.13				大塚工場
		7.6	15	0.75	45	3.75	0.75	G 180	30	153	4.70		約5.2	約4	
		10	20		60	5	1	G 240	40		6.27				
		6	10	0.5	30	2.5	0.5	G 175	30		4.70				
		9	15	0.75	45	3.75	0.75	G 262.5	45	149	7.05		約5.4	約6	
		12	20		60	5	1	G 350	60		9.40				
		8	8.75	0.5	50	2.5	0.5	G 120	20	158	3.04		約5.1	約4.8	陽進堂
		12	13.124	0.75	75	3.75	0.75	G 180	30		4.56				
		8	8.75	0.5	50	2.5	0.5	G 180	30	158	4.56		約5.2	約6.7	
		12	13.124	0.75	75	3.75	0.75	G 270	45		6.85				
		150mg			10			G 110	30	126	4.61	15.6	約6	約4	大塚工場
		200mg			10			G 150	30	169	4.61	19.8		約5	

分類	製品名	液量(mL)	熱量(Kcal/L)	Na⁺	Cl⁻	Ace⁻	糖質*(g/L)	総遊離アミノ酸(g/L)	窒素量(g/L)	E/N比	フィッシャー比	BCAA含量 w/w%	pH	浸透圧比	会社名
総合アミノ酸製剤	アミゼットB輸液	200	400					100	15.6	1.33		31	6.1~7.1	約3	テルモ
	アミニック輸液	200	401.4	<2.9		約80		100.35	15.2	1.71		35.9	6.8~7.8	約3	陽進堂
	アミパレン輸液	200, 300, 400	400	約2		約120		100	15.65	1.44		30	約6.9	約3	大塚工場
	プロテアミン12注射液	200	454	約150	約150			113.62	18.15	0.88		21.3	5.7~6.7	約5	テルモ
	モリアミンS注	200	337.3	約18	約182			84.32	13.1	3.3		28.3	5.5~7.0	約3	陽進堂
	モリプロンF輸液	200	400	<1.5		約60		100	15.2	1.09		22.6	5.5~6.5	約3	陽進堂
腎不全用アミノ酸注射液	キドミン輸液	200, 300	288	約2		約45		72.05	10	2.6		45.8	約7	約2	大塚工場
	ネオアミユー輸液	200	236	約2		約47		59	8.1	3.21		42.4	6.6~7.6	約2	陽進堂
肝性脳症改善アミノ酸注射液	アミノレバン点滴静注	200, 500	319	約14	約94			79.86	12.22	1.09	37.05	35.5	約5.9	約3	大塚工場
	テルフィス点滴静注	200, 500	319.5	約14	約94			79.9	12.22	1.09	37.03	35.5	5.9~6.9	約3	テルモ
	ヒカリレバン注	200, 500	約320	約14	約94			79.86	12.22	1.09	37.05	35.5	5.5~6.5	約3	光
	モリヘパミン点滴静注	200, 300, 500	303	約3		約100		74.7	13.18	0.83	54.13	27.55	6.6~7.6	約3	EAファーマ
小児用アミノ酸製剤	プレアミン-P注射液	200	304	約3		約80		76	11.75	1.26		39	6.5~7.5	2.3~2.8	扶桑

	製品名	液量(mL)	熱量(Kcal/本)	精製ダイズ油(g/本)	精製レシチン(g/本)	濃グリセリン(g/本)	pH	浸透圧比#	会社名
脂肪乳剤	イントラリポス輸液10%	250	約275	25	3	5.5	6.5~8.5	約1	大塚工場
		50	約100	10	0.6	1.1			
	イントラリポス輸液20%	100	約200	20	1.2	2.2			
		250	約500	50	3	5.5			

	製品名	A(IU)	D(IU)	E(mg)	K(mg)	B_1(mg)	B_2(mg)	B_6(mg)	B_{12}(μg)	C(mg)	ニコチン酸アミド(mg)	パントテン酸(mg)	葉酸(μg)	ビオチン(μg)	会社名
総合ビタミン製剤	オーツカMV注	3300	D_3:200	10	K_1:2	3.9	3.6	4.9	5	100	40	15	400	60	大塚工場
	ダイメジン・マルチ注	3300	D_2:400	15	K_1:2	3	4	4	10	100	40	15	400	100	日医工
	ビタジェクト注キット	3300	D_2:400	15	K_1:2	3	4	4	10	100	40	15	400	100	テルモ
	マルタミン注射用	4000	D_3:400	15	K_2:2	5	5	5	10	100	40	15	400	100	陽進堂

数値は一組中の含量。B_1はチアミン塩化物塩酸塩，B_6はピリドキシン塩酸塩，B_{12}はシアノコバラミン塩酸塩
マルタミン注射用のB_2はリボフラビンリン酸エステルナトリウム・パントテン酸はパンテノールの含量

	製品名	用量 (mL)	元素 (μmol)					会社名
			Fe	Mn	Zn	Cu	I	
微量元素製剤	エレジェクト注シリンジ	2	35	1	60	5	1	テルモ
	エレメンミック注, キット	2	35	1	60	5	1	陽進堂
	シザナリンN注	2	35	1	60	5	1	日新
	ボルビサール注	2	35		60	5	1	ヤクルト
	ボルビックス注	2	35	1	60	5	1	ヤクルト
	ミネラミック注	2	35	1	60	5	1	東和
	ミネラリン注	2	35	1	60	5	1	日本製薬
	ミネリック-5配合点滴静注シリンジ	2	35	1	60	5	1	ニプロ
	メドレニック注, シリンジ	2	35	1	60	5	1	武田テバ

$L\text{-}Lac^-$：L-乳酸イオン, Ace^-：酢酸イオン, Glc^-：グルコン酸イオン, Cit^{3-}：クエン酸イオン, Mal^{2-}：リンゴ酸イオン, Suc^{2-}：コハク酸イオン
＊糖質 G：グルコース, F：フルクトース, S：ソルビトール, X：キシリトール, M：マルトース, Gly：濃グリセリン
＃：生理食塩液に対する比

表2. 経腸栄養剤一覧表（医薬品） 詳細は添付文書参照

| | 医薬品 | | | | | | | | | | | |
| | 成分栄養 乳幼児用 | | | 消化態 | 半消化態 | | | | | | 肝不全用 | |
	エレンタール配合内容剤	エレンタールP乳幼児用配合内容剤		ツインラインNF配合経腸用液	エンシュア・リキッド	エンシュア・H	エネーボ配合経腸用液	ラコールNF配合経腸用液		ラコールNF配合経腸用半固形剤	アミノレバンEN配合散	ヘパンED配合内容剤
1包中	80 g	40 g	80 g	400 mL	250 mL	250 mL	250 mL	200 mL	400 mL	300 g	50 g	80 g
kcal/包	300	156	312	400	250	375	300	200	400	300	213	310
kcal/mL				1	1	1.5	1.2		1			
タンパク質 (g)	14.1	5.2	10.5	16.2	8.8	13.2	13.5	8.76	17.52	13.14	13.5	11.4
脂質 (g)	0.51	1.4	2.8	11.12	8.8	13.2	9.6	4.46	8.92	6.69	3.7	2.8
炭水化物 (g)	63.41	31	62	58.72	34.3	51.5	39.6	31.24	62.48	46.86	31.5	61.7
食物繊維 (g)												
水分 (mL)				340	213	194	203	170	340	228		
タンパク/cal (%)	18	13		17	14	14	18	18			25.3	14
脂質/cal (%)	1.4	8		25	31.5	31.5	29	20			15.6	8
炭水化物/cal (%)	80.6	79		58	54.5	54.5	53	62			59.1	78
ビタミンA (IU)	648	540	1080	828	625	938	190 μgRE	414	828	621	466	720
ビタミンD (IU)	51.2	170	341	54	50	75	2.8 μg	27.2	54.4	40.8	46.6	152
ビタミンE (mg)	3.3	2.75	5.5	2.68	7.5	11.3	11 mgα-TE	1.3	2.6	1.95	8.47	16.6
ビタミンK (μg)	9	7	14	25	17.5	26.3	29	12.5	25	18.75	5.5	44
ビタミンB$_1$ (mg)	0.152	0.127	0.254	0.806	0.38	0.57	0.51	0.76	1.52	1.14	0.1	0.703
ビタミンB$_2$ (mg)	0.244	0.204	0.407	0.898	0.43	0.65	0.8	0.49	0.98	0.735	0.16	0.92
ナイアシン (mg)	2.2	1.83	3.66	9.91	5	7.5	4.5	5	10	7.5	1.52	3.3
ビタミンB$_6$ (mg)	0.22	0.183	0.366	0.992	0.5	0.75	0.77	0.75	1.5	1.125	0.2	0.552
ビタミンB$_{12}$ (μg)	0.72	0.6	1.2	1.26	1.5	2.3	0.88	0.64	1.28	0.96	0.5	2.2
葉酸 (μg)	44	37	74	100	50	75	68	75	150	112.5	50	132
パントテン酸 (mg)	1.1	0.91	1.82	3.76	1.25	1.88	2.5	1.916	3.832	2.874	1.09	1.5
ビオチン (μg)	39	33	66	15.4	38	57	13	7.72	15.44	11.58	25	39
ビタミンC (mg)	7.8	14.3	28.6	89.8	38	57	63	56.2	112.4	84.3	6.13	23.4
コリン (mg)	8.56	20.1	40.2		130	200	210				5.06	40
Na (mg)	260	145	290	276	200	300	230	147.6	295.2	221.4	38.98	184
K (mg)	217.6	248	495	470	370	560	300	276	552	414	212.1	218
Ca (mg)	157.6	170	341	176	130	200	290	88	176	132	58.27	244.8
Mg (mg)	40	21.9	43.8	56	50	75	52	38.6	77.2	57.9	20.22	40
Cl (mg)	516.8	257	514	426	340	510	250	234	468	351	218.8	376.8
P (mg)	121.6	132	263	212	130	200	250	88	176	132	92.41	189
Fe (mg)	1.8	2.6	5.1	2.52	2.25	3.38	4.4	1.25	2.5	1.875	1.33	1.06
I (μg)	15.2	12	25								9.6	24.8
Mn (mg)	0.3	0.25	0.5	0.64	0.5	0.75	1.4	0.266	0.532	0.399	0.19	0.29
Cu (mg)	0.2	0.18	0.35	0.092	0.25	0.38	0.48	0.25	0.5	0.375	0.13	0.21
Zn (mg)	1.8	1.5	3	3.78	3.75	5.63	4.5	1.28	2.56	1.92	0.85	3.58
Se (μg)				4.8			20	5	10	8.1		
Cr (μg)							31					
Mo (μg)							34					
S (mg)												
MCT (g)				7.872				1.5	3	2.25		
EPA (mg)												
DHA (mg)												
グルタミン (g)												
アルギニン (g)												
オリゴ糖 (g)							1.7					
イノシトール (mg)												
カルニチン (mg)							32					
RNA (mg)												
HMB (mg)												
BCAA (g)											6.1	5.467
シトルリン (g)												
タウリン (mg)							45					
n-6/n-3	6.7	6.7						3				
BCAA/AAA											40	61
NPC/N比	128	193			157	157	116	119				
浸透圧 (mOsm/L)	755	630		470~510	330	540	350	330~360				
1 kcal/mL 調整法	1包+250 mL										1包+180 mL	1包+250 mL
会社名	EAファーマ	EAファーマ		大塚工場	アボット	アボット	アボット	大塚工場			大塚	EAファーマ

表3．主な経腸栄養剤一覧表（食品）

詳細は各製品情報参照。効能・効果は明記できるものではないが，慣例の呼称に基づいて表記分類。

	食品							COPD用	肝不全用
	カロリー補給							プルモケア-Ex	ヘパス
	メイバランス　1.0			テルミール 2.0α	テルミール ミニα	マーメッドプラス			
1包中	200 mL	300 mL	400 mL	200 mL	125 mL	400 mL	533 mL	250 mL	125 mL
kcal/包	200	300	400	400	200	300	400	375	200
kcal/mL	1			2	1.6	0.75		1.5	1.6
タンパク質（g）	8	12	16	14.5	7.3	12	16	15.6	6.5
脂質（g）	5.6	8.4	11.2	15	7.5	11.4	15.2	23	6.7
炭水化物（g）	31	46.5	62	52	26.7	40.8	54.4	26.4	33.2
食物繊維（g）	2	3	4		2.5	3.3	4.4		5
水分（mL）	169	253.5	338	140	94	354	472	197	93
タンパク/cal（%）	16			14	14.3	16		16.8	13
脂質/cal（%）	25			34	33.2	34		54.8	30
炭水化物/cal（%）	59			52	52.5	50		28.4	57
ビタミンA（IU）	120 µgRE	180 µgRE	240 µgRE	283 µgRE	170 µgRE	315 µgRE	420 µgRE	396 µgRE	126 µgRE
ビタミンD（IU）	1 µg	1.5 µg	2 µg	1.83 µg	1.1 µg	2.4 µg	3.2 µg	2.6 µg	1 µg
ビタミンE（mg）	6	9	12	3	6	3	4	14 mgα-TE	75
ビタミンK（µg）	10	15	20	25	15	33	44	11	30
ビタミンB$_1$（mg）	0.3	0.45	0.6	0.83	1	0.63	0.84	1.2	0.28
ビタミンB$_2$（mg）	0.4	0.6	0.8	0.67	0.48	0.66	0.88	1.2	0.3
ナイアシン（mg）	3.2	4.8	6.4	7 mgNE	4.5 mgNE	9.9 mgNE	13.2 mgNE	12mgNE	4.4
ビタミンB$_6$（mg）	0.6	0.9	1.2	1	1	0.9	1.2	1.2	0.5
ビタミンB$_{12}$（µg）	1.2	1.8	2.4	3	3	6.6	8.8	2.4	1
葉酸（µg）	100	150	200	100	100	102	136	163	50
パントテン酸（mg）	1.2	1.8	2.4	3	1.8	2.55	3.4	5.3	1
ビオチン（µg）	30	45	60	21.7	13	24	32	28	
ビタミンC（mg）	32	48	64	60	60	48	64	80	100
コリン（mg）	13.6	20.4	27.2						
Na（mg）	220	330	440	200	150	540	720	325	138
K（mg）	200	300	400	200	150	495	660	435	53
Ca（mg）	120	180	240	150	120	255	340	240	75
Mg（mg）	40	60	80	75	60	117	156	90	40
Cl（mg）	280	420	560	200	100	345	460	375	25
P（mg）	120	180	240	200	80	330	440	240	65
Fe（mg）	2	3	4	3	2.4	3.3	4.4	5.3	＜0.3
I（µg）	30	45	60		70	84	112		
Mn（mg）	0.46	0.69	0.92	1.4	0.8	1.32	1.76		
Cu（mg）	0.16	0.24	0.32	0.48	0.2	0.3	0.4	0.525	
Zn（mg）	1.6	2.4	3.2	4.8	2.4	3.9	5.2	4.3	7.5
Se（µg）	7	10.5	14	20	6	20	26	11	
Cr（µg）	6	9	12		8	14	18		
Mo（µg）	5	7.5	10	6	5	20	26		
S（mg）				0.16	50	84	112		
MCT（g）									0.9
EPA（mg）						54	72		100
DHA（mg）						36	48		65
グルタミン（g）									
アルギニン（g）	0.28	0.42	0.56	0.52	0.32	0.78	1.04		0.14
オリゴ糖（g）					1				2
イノシトール（mg）									
カルニチン（mg）						11	15	38	10
RNA（mg）									
HMB（mg）									
BCAA（g）									3.5
シトルリン（g）									
タウリン（mg）									
n-6/n-3	3.2			3.8	3.8	4.6		4.1	
BCAA/AAA	2.8			3	2.7	2.6			12
NPC/N比	134			150	149	131		124	167
浸透圧（mOsm/L）	380			450〜480	420〜470	320		385	650
1 kcal/mL調整法									
会社名	明治			テルモ		テルモ		アボット	クリニコ

RE：レチノール当量　NE：ナイアシン当量　α-TE：α-トコフェロール当量　空欄は製品情報に記載がない場合も含む。

表 3．主な経腸栄養剤一覧表（食品）

詳細は各製品情報参照。効能・効果は明記できるものではないが，慣例の呼称に基づいて表記分類。

	食品									
	消化吸収障害用（消化態栄養剤）						褥瘡			
	ハイネイーゲル		ペプチーノ	ペプタメンAF	ペプタメンスタンダード		アイソカルプラスEX（バッグ）		エンジョイアルギーナ（ピーチ）	アバンド（オレンジ）
1包中	375 mL	500 mL	200 mL	200 mL	200 mL	267 mL	200 mL	267 mL	125 mL	24 g
kcal/包	300	400	200	300	300	400	300	400	200	79
kcal/mL	0.8		1	1.5	1.5		1.5		1.6	
タンパク質（g）	12	16	7.2	19	10.5	14	15	20	5	
脂質（g）	6.6	8.8	0	13.2	12	16	13.8	18.4	0	
炭水化物（g）	50.3	67	42.8	26.4	37.5	50	29.7	39.6	46.5	7.9
食物繊維（g）	4.1	5.5					1.5	2	2	
水分（mL）	330	440	170	155	153	204	153	204	93	
タンパク/cal（%）	16		14.4	25	14		20		10	
脂質/cal（%）	20		0	40	36		41		0	
炭水化物/cal（%）	64		85.6	35	50		39		90	
ビタミンA（IU）	203 μgRE	270 μgRE	170 μgRE	300 μgRE	300 μgRE	400 μgRE	240 μgRE	320 μgRE	175 μgRE	
ビタミンD（IU）	3.8 μg	5 μg	1.1 μg	2.8 μg	2.8 μg	3.7 μg	2.2 μg	2.9 μg	1.5 μg	
ビタミンE（mg）	7.1	9.5	1.4	3	3	4	2.7	3.6	6	
ビタミンK（μg）	18.8	25	15	6	25	33	18	24		
ビタミンB$_1$（mg）	0.68	0.9	1	0.76	0.76	1.01	0.6	0.8	0.9	
ビタミンB$_2$（mg）	0.71	0.95	0.5	1	1	1.33	0.7	0.93	1	
ナイアシン（mg）	6.8 mgNE	9 mgNE	5 mgNE	16 mgNE	16 mgNE	21.3 mgNE	9 mgNE	12 mgNE	11	
ビタミンB$_6$（mg）	0.9	1.2	0.5	1.3	1.3	1.73	0.76	1.01	1.1	
ビタミンB$_{12}$（μg）	0.9	1.2	1.2	2.4	2.4	3.2	0.9	1.2	1.8	
葉酸（μg）	90	120	100	92	92	123	75	100	200	
パントテン酸（mg）	3.8	5	2.4	6	6	8	3.9	5.2	4.2	
ビオチン（μg）	12.8	17	25	32	32	43	15	20	25	
ビタミンC（mg）	158	210	100	80	80	107	60	80	500	
コリン（mg）										
Na（mg）	499	665	140	240	430	573	210	280	100	
K（mg）	469	625	154	464	320	427	360	481	17	
Ca（mg）	176	235	150	202	234	312	210	280	80	200
Mg（mg）	68	90	36	62	108	144	96	128	2	
Cl（mg）	454	605	210	162	300	400	258	344	6	
P（mg）	248	330	80	170	170	227	228	304	5	
Fe（mg）	1.76	2.35	1.4	3.2	3.2	4.3	3	4	7.5	
I（μg）	41	55		90	70	93.3	39	52		
Mn（mg）	0.98	1.3		1.5	1.5	2	1.2	1.6	0.01	
Cu（mg）	0.24	0.32	0.2	0.3	0.3	0.4	0.24	0.32	1	
Zn（mg）	3.6	4.8	2.4	4.4	4.4	5.9	3.3	4.4	10	
Se（μg）	9.8	13	2	12	12	16	9	12	5	
Cr（μg）	8.6	11.5	2	17.4	17.4	23.2	10.6	14.2	2	
Mo（μg）	15	20	8	48	18	24	7.6	10.1	1	
S（mg）			60							
MCT（g）	1.9	2.6								
EPA（mg）										
DHA（mg）										
グルタミン（g）										7
アルギニン（g）	0.75	1		0.46	0.25	0.33	1.9	2.5	2.5	7
オリゴ糖（g）										
イノシトール（mg）										
カルニチン（mg）										
RNA（mg）										
HMB（g）										1.2
BCAA（g）										
シトルリン（g）									0.5	
タウリン（mg）										
n-6/n-3	3			1.8						
BCAA/AAA	4.3		5.9	5	5		2.9			
NPC/N比	131		152	74	150		89			
浸透圧（mOsm/L）	360		470〜500	440	510		410		790	
1 kcal/mL調整法										
会社名	大塚工場		テルモ	ネスレ	ネスレ		ネスレ		クリニコ	アボット

RE：レチノール当量　NE：ナイアシン当量　α-TE：α-トコフェロール当量　空欄は製品情報に記載がない場合も含む。

表3．主な経腸栄養剤一覧表（食品）

詳細は各製品情報参照。効能・効果は明記できるものではないが，慣例の呼称に基づいて表記分類。

1包中	食品 糖尿病用									
	インスロー			グルセルナ-REX		タビオンα	ディムス			アイソカルグルコバルTF
	200 mL	300 mL (Zパック)	400 mL (Zパック)	200	400	200 mL	200 mL	300 mL (アセプバッグ)	400 mL (アセプバッグ)	200 mL
kcal/包	200	300	400	200	400	200	200	300	400	200
kcal/mL	1			1		1	1			1
タンパク質（g）	10	15	20	8.4	16.7	8	8	12	16	7.2
脂質（g）	6.6	9.9	13.2	11.1	22.3	9	5.6	8.4	11.2	9
炭水化物（g）	27.8	41.7	55.6	19.4	38.8	25.6	33.4	50.1	66.8	26.2
食物繊維（g）	3	4.5	6	1.8	3.6	3.6	4.8	7.2	9.6	5.2
水分（mL）	168.4	252.6	336.8	170	340	169	168	252	336	160
タンパク/cal（%）	20			17		15	16			14.4
脂質/cal（%）	29.7			50		38	25			40.5
炭水化物/cal（%）	50.3			33		47	59			45.1
ビタミンA（IU）	150 µgRE	225 µgRE	300 µgRE	208 µgRE	416 µgRE	182 µgRE	150 µgRE	225 µgRE	300 µgRE	173 µgRE
ビタミンD（IU）	1.5 µg	2.25 µg	3 µg	1.7 µg	3.4 µg	1 µg	1 µg	1.5 µg	2 µg	2.6 µg
ビタミンE（mg）	16	24	32	5.4 mgα-TE	10.8 mgα-TE	6	20	30	40	21.6
ビタミンK（µg）	10	15	20	6	12	15	16	24	32	12
ビタミンB₁（mg）	1.2	1.8	2.4	0.24	0.48	0.42	1.2	1.8	2.4	1.3
ビタミンB₂（mg）	1	1.5	2	0.36	0.72	0.48	0.36	0.54	0.72	1.3
ナイアシン（mg）	3.2	4.8	6.4	3.4 mgNE	6.8 mgNE	4.6	12	18	24	7.2
ビタミンB₆（mg）	0.6	0.9	1.2	0.42	0.84	1	1.2	1.9	2.5	1.3
ビタミンB₁₂（µg）	1.8	2.7	3.6	0.6	1.2	3	1.4	2.1	2.8	2.16
葉酸（µg）	100	150	200	40	80	100	140	210	280	108
パントテン酸（mg）	2	3	4	1.4	2.8	1.8	2.6	3.9	5.2	3.4
ビオチン（µg）	30	45	60	8	16	14	10	15	20	37.6
ビタミンC（mg）	80	120	160	22	44	60	200	300	400	86
コリン（mg）	36.4	54.6	72.8							
Na（mg）	140	210	280	188	376	200	170	255	340	150
K（mg）	160	240	320	200	400	240	150	225	300	150
Ca（mg）	160	240	320	140	280	130	140	210	280	140
Mg（mg）	50	75	100	42	84	50	70	105	140	64
Cl（mg）	120	180	240	200	400	200	170	255	340	160
P（mg）	160	240	320	130	260	120	140	210	280	130
Fe（mg）	2	3	4	2.8	5.6	2	2	3	4	1.6
I（µg）	30	45	60			70	30	45	60	66
Mn（mg）	0.46	0.69	0.92			0.8	0.36	0.54	0.72	1.2
Cu（mg）	0.1	0.15	0.2	0.32	0.64	0.18	0.2	0.3	0.4	0.38
Zn（mg）	2	3	4	2.4	4.8	2	1.8	2.7	3.6	3.8
Se（µg）	12	18	24	4	8	12	8	12	16	10
Cr（µg）	6	9	12	2	4	12	8	12	16	12
Mo（µg）	5	7.5	10	6	11	12	6	9	12	8
S（mg）						80				
MCT（g）										
EPA（mg）							50	75	100	
DHA（mg）							34	51	68	
グルタミン（g）										
アルギニン（g）	0.36	0.54	0.72				0.28	0.42	0.56	1.5
オリゴ糖（g）				1.6	3.2	1	0.2	0.3	0.4	
イノシトール（mg）				170	340					
カルニチン（mg）				16	32	40				90
RNA（mg）										
HMB（mg）										
BCAA（g）				1.6	3.2					
シトルリン（g）										
タウリン（mg）										
n-6/n-3	2.4			3		4.2				
BCAA/AAA	2.8					3.1	2.8			2.8
NPC/N比	103			128		134	131			120
浸透圧（mOsm/L）	500			560		250	280			390
1 kcal/mL 調整法										
会社名	明治			アボット		テルモ	クリニコ			ネスレ

RE：レチノール当量　NE：ナイアシン当量　α-TE：α-トコフェロール当量　空欄は製品情報に記載がない場合も含む。

表3．主な経腸栄養剤一覧表（食品）

詳細は各製品情報参照。効能・効果は明記できるものではないが，慣例の呼称に基づいて表記分類。

	食品 腎不全用											
	リーナレンLP		リーナレンMP		リーナレンD			レナウェルA	レナウェル3	レナジーbit	レナジーU	
1包中	125 mL	250 mL(Zパック)	125 mL	250 mL(Zパック)	125 mL	196 mL(Zパック)	262 mL(Zパック)	125 mL	125 mL	125 mL	200 mL	267 mL(アセプバッグ)
kcal/包	200	400	200	400	200	300	400	200	200	150	300	400
kcal/mL	1.6	1.6	1.6	1.6	1.6	1.53	1.53	1.6	1.6	1.2	1.5	1.5
タンパク質（g）	2	4	7	14	7	10.5	14	0.75	3	0.9	9.8	13
脂質（g）	5.6	11.1	5.6	11.1	5.6	8.3	11.1	8.9	8.9	4.2	8.4	11.2
炭水化物（g）	37	74	32	64	32.8	49.2	65.6	32.3	30	31.2	50.6	67.5
食物繊維（g）	2	4	2	4	3	4.5	6	3	3	4	5	6.7
水分（mL）	94.8	189.6	93.6	187.2	93.8	150	200	94	94	101	153	204
タンパク/cal（%）	4	4	14	14	14	14	14	1.4	5.6	2.4	13	13
脂質/cal（%）	25	25	25	25	25	25	25	37.7	37.8	25	25	25
炭水化物/cal（%）	71	71	61	61	61	61	61	60.9	56.6	72.6	62	62
ビタミンA（IU）	120 μgRE	240 μgRE	120 μgRE	240 μgRE	120 μgRE	180 μgRE	240 μgRE	30 μgRE	30 μgRE	90 μgRE	125 μgRE	167 μgRE
ビタミンD（IU）	0.26 μg	0.52 μg	0.26 μg	0.52 μg	0.26 μg	0.39 μg	0.52 μg	0.125 μg	0.125 μg	0.3 μg	1.3 μg	1.7 μg
ビタミンE（mg）	2	4	2	4	2	3	4	6	6	5	3.8	5
ビタミンK（μg）	4.2	8.4	2.8	5.6	4.2	6.3	8.4	9.6	9.6	7.5	20	26
ビタミンB$_1$（mg）	0.24	0.48	0.24	0.48	0.24	0.36	0.48	0.5	0.5	0.45	0.4	0.53
ビタミンB$_2$（mg）	0.26	0.52	0.26	0.52	0.26	0.39	0.52	0.68	0.68	0.45	0.45	0.6
ナイアシン（mg）	3.2	6.4	3.2	6.4	3.2	4.8	6.4	8	8	4.8	1.2	1.6
ビタミンB$_6$（mg）	2	4	2	4	2	3	4	1	1	0.5	2.5	3.33
ビタミンB$_{12}$（μg）	0.48	0.96	0.48	0.96	0.48	0.72	0.96	2.5	2.5	0.8	0.6	0.8
葉酸（μg）	126	252	126	252	126	189	252	100	100	80	188	250
パントテン酸（mg）	1	2	1	2	1	1.5	2	3.6	3.6	2	1.5	2
ビオチン（μg）	6	12	6	12	6	9	12			15	11	15
ビタミンC（mg）	18	36	18	36	18	27	36	30	30	15	20	27
コリン（mg）	0.8	1.6	10	20	21	31.5	42					
Na（mg）	60	120	120	240	198	297	396	60	60	45	345	460
K（mg）	60	120	60	120	120	180	240	20	20	0〜10	235	313
Ca（mg）	60	120	60	120	100	150	200	10	10	2.5	98	130
Mg（mg）	30	60	30	60	30	45	60	3	3	1.5	50	67
Cl（mg）	15	30	20	40	100	150	200	15	15		426	568
P（mg）	40	80	70	140	100	150	200	20	20	5〜15	120	160
Fe（mg）	3	6	3	6	3	4.5	6	2.5	2.5	<0.1	2.5	3.3
I（μg）	30	60	30	60	30	45	60				38	50
Mn（mg）	0.46	0.92	0.46	0.92	0.46	0.69	0.92	0.011	0.011		0.55	0.73
Cu（mg）	0.15	0.3	0.15	0.3	0.15	0.23	0.3	0.002	0.004		0.15	0.2
Zn（mg）	3	6	3	6	3	4.5	6	0.05	0.06	3	3	4
Se（μg）	18	36	18	36	18	27	36			6	9	12
Cr（μg）	6	12	6	12	6	9	12				9	12
Mo（μg）	5	10	5	10	5	7.5	10				8	10
S（mg）												
MCT（g）												
EPA（mg）										90	150	200
DHA（mg）										40	102	136
グルタミン（g）												
アルギニン（g）	0.08	0.16	0.26	0.52	0.24	0.36	0.48	0.02	0.08	0.032	0.34	0.45
オリゴ糖（g）										2	0.5	0.66
イノシトール（mg）												
カルニチン（mg）	50	100	50	100	50	75	100			25	38	50
RNA（mg）												
HMB（mg）												
BCAA（g）												
シトルリン（g）												
タウリン（mg）												
n-6/n-3	2.6	2.6	2.6	2.6	2.3	2.3	2.3	3.8	3.8			
BCAA/AAA	2.8	2.8	2.7	2.7	2.8	2.8	2.8	2.4	3.8	2.8	2.9	2.9
NPC/N比	614	614	157	157	157	157	157	1676	400	1017	167	167
浸透圧（mOsm/L）	720	720	730	730	830	830	830	410	340	390	470	470
1 kcal/mL 調整法												
会社名	明治							テルモ		クリニコ		

RE：レチノール当量　NE：ナイアシン当量　α-TE：α-トコフェロール当量　空欄は製品情報に記載がない場合も含む。

表3．主な経腸栄養剤一覧表（食品）

詳細は各製品情報参照。効能・効果は明記できるものではないが，慣例の呼称に基づいて表記分類。

	食品								
	免疫賦活用（IED）・免疫調整用（IMD）			悪性腫瘍	半固形化				
	インパクト	YHフローレ	メイン	プロシュア	PG ソフト EJ		ハイネゼリーアクア	ハイネゼリー	PG ウォーター EJ
1包中	125 mL	200 mL	200 mL	220 mL	200 g	267 g	250 g	300 g	250 g
kcal/包	110	200	200	280	300	400	200	300	25
kcal/mL	0.88	1	1	1.27	1.5		0.8	1	0.1
タンパク質（g）	10.5	8	10	14.6	12	16	10	15	
脂質（g）	4.1	5.6	5.6	5.6	6.6	8.8	4.5	6.8	
炭水化物（g）	7.8	32.2	29.8	42.4	48.2	64.2	31.4	47.1	6.3
食物繊維（g）		3.6	3.6	2.1	1.1	1.5	2.3	3.5	
水分（mL）	108	168.4	168.2	175	131	175	202	228	243
タンパク/cal（%）	38	16	20	21	16		20		
脂質/cal（%）	34	25	25	18	20		20		
炭水化物/cal（%）	28	59	55	61	64		60		
ビタミン A（IU）	81 μgRE	228 μgRE	300 μgRE	297 μgRE	255 μgRE	340 μgRE	164 μgRE	246 μgRE	
ビタミン D（IU）	5 μg	1 μg	1.5 μg	3.7 μg	1.65 μg	2.2 μg	4 μg	6 μg	
ビタミン E（mg）	2.5	6	10	44 mgα-TE	2.7	3.6	7	11	
ビタミン K（μg）	0	5.8	4.6		45	60	19	29	
ビタミン B$_1$（mg）	0.18	0.3	0.5	0.55	0.75	1	0.64	0.96	
ビタミン B$_2$（mg）	0.3	0.4	0.6	0.64	0.6	0.8	0.7	1.1	
ナイアシン（mg）	5.5 mgNE	3.2	6	2.5	6.3 mgNE	8.4 mgNE	7 mgNE	11 mgNE	
ビタミン B$_6$（mg）	0.35	0.6	0.6	0.75	0.9	1.2	0.9	1.4	
ビタミン B$_{12}$（μg）	0.38	1.2	1.2	0.77	2.7	3.6	0.9	1.4	
葉酸（μg）	50	100	100	372	90	120	90	135	
パントテン酸（mg）	1.8	1.2	2.4	2.4	2.7	3.6	4	6	
ビオチン（μg）	7.5	15	15	11	19.5	26	12	18	
ビタミン C（mg）	15	100	100	95	45	60	160	240	
コリン（mg）		30	35						
Na（mg）	163	200	160	253	408	544	354	531	300
K（mg）	188	240	240	385	387	516	312	468	200
Ca（mg）	120	200	200	326	180	240	188	282	35
Mg（mg）	25	40	40	92	105	140	78	117	
Cl（mg）	88	220	160	334	450	600	398	597	500
P（mg）	100	180	180	231	225	300	150	225	
Fe（mg）	1.9	2	2		3	4	1.6	2.4	
I（μg）	24	18	12.4		75	100	38	56	
Mn（mg）	0.75	0.092	0.192		1.2	1.6	1	1.5	
Cu（mg）	0.15	0.1	0.1		0.3	0.4	0.24	0.36	
Zn（mg）	2.1	2	2	5.5	3.6	4.8	3.6	5.4	
Se（μg）	8	12	10		18	24	10	15	
Cr（μg）	7	5.6	3.88		18	24	8	12	
Mo（μg）	5	11.8	9		18	24	6.4	9.6	
S（mg）					120	160			
MCT（g）							0.79	1.2	
EPA（mg）	440			1000	54	72	36	48	
DHA（mg）	200			400	36	48			
グルタミン（g）									
アルギニン（g）	2.4	0.28	0.3		0.48	0.64	0.46	0.69	
オリゴ糖（g）		0.8		2.4			0.5	0.75	
イノシトール（mg）									
カルニチン（mg）			30	22	11.3	15			
RNA（mg）	240								
HMB（mg）									
BCAA（g）									
シトルリン（g）									
タウリン（mg）									
n-6/n-3		2.3	2		2.7		3		
BCAA/AAA		3.2	3.7		4.2		3.1		
NPC/N 比		134	102		134		100		
浸透圧（mOsm/L）		800	700						225
1 kcal/mL 調整法									
会社名	ネスレ	明治	明治	アボット	テルモ		大塚工場		テルモ

RE：レチノール当量　NE：ナイアシン当量　α-TE：α-トコフェロール当量　空欄は製品情報に記載がない場合も含む。

表4．臨床検査基準値①

	検査項目	検体 血清・血液	
血液検査	赤血球（RBC）	M：427〜570 F：367〜500	$10^4/\mu L$
	ヘマトクリット（Ht）	M：39.8〜51.8 F：33.4〜44.9	%
	ヘモグロビン（Hb）	M：13.5〜17.6 F：11.3〜15.2	g/dL
	白血球（WBC）	M：3900〜9800 F：3500〜9100	$/\mu L$
	総リンパ球数（TLC）	1.5〜4.0	$10^3/mm^3$
	血小板（PLT）	M：13.1〜36.2 F：13.0〜36.9	$10^4/\mu L$
血液生化学 検査	総タンパク（TP）	6.7〜8.3	g/dL
	アルブミン（Alb） （半減期：21日）	3.9〜4.9	g/dL
	トランスサイレチン（TTR） （半減期：2日）	M：23〜42 F：22〜34	mg/dL
	レチノール結合タンパク（RBP） （半減期：0.5日）	M：3.6〜7.2 F：2.2〜5.3	mg/dL
	トランスフェリン（Tf） （半減期：7日）	M：190〜300 F：200〜340	mg/dL
	アスパラギン酸アミノトランスフェラーゼ（AST）	10〜40	U/L
	アラニンアミノトランスフェラーゼ（ALT）	5〜40	U/L
	アルカリホスファターゼ（ALP）	115〜359	U/L
	γ-グルタミルトランスペプチダーゼ（γ-GTP）	M：0〜70 F：0〜30	U/L
	乳酸脱水素酵素（LDH）	115〜245	mg/dL
	総ビリルビン（T-Bil）	0.3〜1.2	mg/dL
	直接ビリルビン（D-Bil）	0〜0.4	mg/dL
	コリンエステラーゼ（CHE）	M：203〜460 F：179〜354	U/L
	総コレステロール（T-Cho）	150〜219	mg/dL
	LDLコレステロール（LDL-C）	70〜139	mg/dL
	HDLコレステロール（HDL-C）	M：40〜86 F：40〜90	mg/dL
	中性脂肪（TG）	50〜149	mg/dL
	血糖値（GLU）	70〜109	mg/dL
	グリコヘモグロビン（HbA1c）	4.3〜5.8	%
	総ケトン体	0〜130	$\mu mol/L$
	アセト酢酸	0〜55	$\mu mol/L$
	βヒドロ酢酸	0〜85	$\mu mol/L$
免疫血清検査	C反応タンパク（CRP）	0〜0.3	mg/dL
	検査項目	検体 動脈血	
血ガス	血液pH	7.35〜7.45	
	重炭酸（HCO₃）	22〜26	mEq/L
	炭酸ガス分圧（PCO₂）	35〜45	mmHg
	酸素分圧（PO₂）	80〜100	mmHg
	検査項目	検体 尿	
尿関連検査	尿量	600〜1600	mL/day
	尿比重	1.002〜1.030	
	尿pH	5.0〜8.0	
	尿糖（UG）	陰性	
	尿タンパク（P）	陰性	
	尿ケトン体	陰性	

臨床検査基準値②

検査項目		検体			
		血清		尿中	
電解質・その他	ナトリウム（Na）	130〜147	mEq/L	70〜253	mEq/day
	カリウム（K）	3.6〜5.0	mEq/L	25〜100	mEq/day
	クロール（Cl）	98〜109	mEq/L	70〜251	mEq/day
	カルシウム（Ca）	8.5〜10.2	mg/dL	0.1〜0.3	g/day
	無機リン（iP）	2.4〜4.3	mg/dL	0.5〜1.0	g/day
	マグネシウム（Mg）	1.8〜2.6	mg/dL	20〜130	mg/day
	亜鉛（Zn）	65〜110	μg/dL	M：260〜1000 160〜620	μg/day
	鉄（Fe）	M：54〜200 F：48〜154	μg/dL	0.10〜0.20	μg/day
	銅（Cu）	68〜128	μg/dL	M：4.2〜33.0 F：2.5〜20.0	μg/day
	浸透圧	276〜292	mOsm/L	50〜1200	mOsm/L
窒素化合物	総窒素			5.0〜18.0	g/dL
	尿素窒素（UN）	8〜22	mg/dL	6.5〜13.0	g/day
	尿酸（UA）	M：3.7〜7.0 F：2.5〜7.0	mg/dL	0.4〜1.2	g/day
	アンモニア	30〜80	μg/dL	30〜50	mEq/day
	クレアチニン（Cr）	M：0.61〜1.04 F：0.47〜0.79	mg/dL	M：700〜2200 F：400〜1500	mg/day

●M：男性 F：女性
●基準値は施設の検査方法，機器の種類，試薬の種類などによって，異なるため注意が必要。
●検査値の単位にも留意すること。
●参考：株式会社エスアールエル検査項目レファレンス，静脈経腸栄養学会ハンドブック（南江堂）

表5．疾患別モニタリング検査値

疾患・病態 検査項目	食道癌	クローン病	COPD	肝硬変	褥瘡	ダンピング 症候群	2型DM (脳血管障 害在り)	胃癌
バイタル	体温 脈拍 収縮期血圧 拡張期血圧	体温 脈拍 収縮期血圧 拡張期血圧	体温 脈拍 収縮期血圧 拡張期血圧		体温 脈拍 収縮期血圧 拡張期血圧	体温 脈拍 収縮期血圧 拡張期血圧	体温 脈拍 収縮期血圧 拡張期血圧	体温 脈拍 収縮期血圧 拡張期血圧
血液検査	血算5種 好中球 リンパ球数	血算5種 好中球 リンパ球数	血算5種 好中球 リンパ球数	血算5種 好中球 リンパ球数 プロトロンビン値 PT-INR	血算5種	血算5種 好中球 リンパ球数	血算5種 好中球 リンパ球数	血算5種 好中球 リンパ球数
生化学	TP Alb T-Bil D-Bil ALP LDH AST ALT γ-GTP BUN Cre UA T-Cho FBS AMY	TP Alb T-Bil D-Bil ALP LDH AST ALT γ-GTP BUN Cre UA T-Cho TG FBS	AST ALT γ-GTP BUN Cre T-Cho TG FBS	TP Alb T-Bil D-Bil ALP LDH AST ALT γ-GTP ZTT BUN Cre T-Cho TG FBS	TP Alb T-Bil D-Bil ALP LDH AST ALT γ-GTP CK BUN Cre UA T-Cho TG HDL-C FBS Fe Zn	TP Alb T-Bil D-Bil ALP LDH AST ALT γ-GTP CK BUN Cre UA T-Cho TG FBS AMY Fe Zn	TP Alb T-Bil D-Bil ALP AST ALT γ-GTP CK BUN Cre Ccr T-Cho TG HDL-C FBS HbA1c	TP Alb T-Bil D-Bil ALP LDH AST ALT γ-GTP BUN Cre UA T-Cho TG FBS AMY Fe
電解質	Na K Cl Ca P Mg			Na K Cl Ca	Na K Cl	Na K Cl Ca P Mg	Na K Cl Ca P Mg	Na K Cl Ca P Mg
免疫学	CRP 血沈	CRP 血沈		CRP	CRP 血沈	CRP 血沈	CRP 血沈	CRP 血沈
尿検査		尿糖 尿タンパク	尿糖 尿タンパク	尿糖 尿タンパク	尿糖 尿タンパク	尿糖 尿タンパク 尿ケトン		
その他		pH pO$_2$ pCO$_2$ HCO$_{3-}$ BE	HBs抗原定性 HCV3rd				尿グラム染 色	

※ TNTC：Total Nutrition Therapy Clinical より一部改変

短腸症候群	多発外傷	寝たきり(認知症)	下痢	高血糖(侵襲時)	摂食・嚥下障害	急性腎不全	小児
体温 脈拍 収縮期血圧 拡張期血圧	体温 脈拍 収縮期血圧 拡張期血圧	体温 脈拍 収縮期血圧 拡張期血圧	体温 脈拍 収縮期血圧 拡張期血圧	体温 脈拍 収縮期血圧 拡張期血圧	体温 脈拍 収縮期血圧 拡張期血圧	体温 脈拍 収縮期血圧 拡張期血圧	体温 脈拍 収縮期血圧 拡張期血圧
血算5種 好中球 リンパ球数 プロトロンビン値	血算5種 好中球 リンパ球数 プロトロンビン値	血算5種 好中球 リンパ球数	血算5種 好中球 リンパ球数 プロトロンビン値	血算5種 好中球 リンパ球数 プロトロンビン値	血算5種 好中球 リンパ球数	血算5種 好中球 リンパ球数 プロトロンビン値	血算5種 好中球 リンパ球数
TP Alb T-Bil D-Bil ALP AST ALT BUN Cre T-Cho TG HDL-C AMY	TP Alb T-Bil D-Bil ALP LDH AST ALT γ-GTP CK BUN Cre T-Cho FBS AMY	TP Alb T-Bil D-Bil ALP LDH AST ALT γ-GTP CK BUN Cre Ccr UA T-Cho TG FBS AMY Fe	TP Alb T-Bil D-Bil ALP LDH AST ALT γ-GTP CK BUN Cre UA T-Cho TG FBS AMY	TP Alb T-Bil D-Bil ALP LDH AST ALT γ-GTP CK BUN Cre UA T-Cho TG FBS AMY	TP Alb T-Bil D-Bil ALP LDH AST ALT γ-GTP CK BUN Cre T-Cho HDL-C FBS AMY	TP Alb T-Bil D-Bil ALP LDH AST ALT γ-GTP CK BUN Cre TG FBS	TP Alb T-Bil D-Bil ALP LDH AST ALT γ-GTP CK BUN Cre TG FBS
Na K Cl Ca P Mg	Na K Cl Ca	Na K Cl Ca P	Na K Cl	Na K Cl Ca	Na K Cl Ca P	Na K Cl Ca Mg	Na K Cl Ca Mg
CRP	CRP	CRP	CRP	CRP	CRP	CRP	CRP
UUN	尿糖 尿タンパク		尿糖 尿タンパク	尿糖	尿糖 尿タンパク	尿糖 尿タンパク	尿糖 尿タンパク
							pH pO_2 pCO_2 HCO_3-

●● 索 引 ●●

=== アルファベット・数字 ===

A

AAA　　56, 71

acidemia　　22, 24, 25, 28, 29, 30

ADH　　11

ADH の分泌不全　　14

Adrogue-Madias の式　　17

AG 正常　　23

AG 増加　　23

AG 増加型の代謝性アシドーシス　　28

Alb　　41

alkalemia　　22, 25, 29, 34

AMA　　40

AMC　　40, 41

Anion gap　　28

Anti Diuretic Hormon : ADH　　3

Atrial Natriuretic Peptide : ANP　　13

B

bacterial translocation　　55

Basal Energy Expenditure : BEE　　47

BCAA　　56, 71

Branched Chain Amino Acids : BCAA
　　　54

B 型肝炎　　69

C

ChE　　42

CHI　　42

Chronic kidney disease : CKD　　62

CKD 患者の食事摂取基準　　65

CKD の重症度　　63

CKD の定義　　62

Co　　53

CO_2　　19

COPD（慢性閉塞性肺疾患）　　51

CSWS（cerebral salt wasting syndrome）
　　　13

Cu　　53

C 型肝炎　　69

D

dehydration　　4

E

ECF　　11

Elemental Diet : ED　　53

Extracellular Fluid : ECF　　1

F

Fe　　53

FFM　　42

Fischer 比（BCAA/AAA）　　56

Fischer モル比　　71

G

G1　　63, 65, 68

G2　　63, 65, 68

G3a　　63, 65, 66, 68

G3b　　63, 65, 66, 68

G4　　63, 65, 66, 68

G5　　63, 65, 66, 68

Geriatric Nutritional Risk Index（GNRI）
　　　65

GFR 区分　　63

glomerular filtration rate : GFR　　62

H

H^+ の分泌　19

H_2CO_3　18

H_2O　19

$H_2PO_4^-$　27

H_2SO_4　18

H_3PO_4　18

Harris-Benedict の式　47, 48

HCl　18

HCO_3^-　18, 19, 20, 22, 27, 28, 29, 30, 32

HCO_3^- 欠乏量（mEq）　25

Henderson-Hasselbalch の式　20, 28, 29

Hypernatremia　13

I

I　53

Immune Enhancing Diet：IED　55

Immune Modulating Diet：IMD　55

Immunonutrition とは　55

Interstitial Fluid：ISF　1

Intracellular Fluid：ICF　1

K

K　57

Kussmaul 呼吸　21

kwashiorkor　37

K 値　25

K 欠乏量　25

K バランス　24

K 補充　25

L

Late Evening Snack：LES　54, 72

M

marasmus　37

marasmus-kwashiorkor 型　37

Mg　57

Mn　53

Mo　53

MRHE（mineral corticoid responsive hyponatremia of the elderly）　13

N

n-3 系脂肪酸　55

Na^+-H^+ 交換輸送体　19

$Na^+HCO_3^-$ 共輸送体　19

Na-Cl＝36 から代謝異常の見つけ方　23

Na イオン　11

Na イオン含有量　10

Na 欠乏型脱水症　4, 6, 7

Na 欠乏性脱水症の症候と重症度　8

Na 欠乏量　7

Na と水の再吸収　4

NH_3　19

NH_3^-　18

NH_4^+　19

Nitrogen Death　36

Nitrogen-Balance：NB　58

NPC/N（NPC：非タンパク熱量，N：アミノ酸由来の窒素量）　50

O

ODA　40, 64

Osmotic Demyelination Syndrome：ODS　13

P

P　57

P_{CO2}　20, 22

Percutaneous Endscopic Gastristomy：PEG　45

Peripheral Parenteral Nutrition：PPN
4
pH　　20, 22
pKa（炭酸・重炭酸解離係数）　　20
PNI　　43
Protein Energy Wastingの診断基準　　64
Proteolysis Inducing Factor：PIF　　56

R

rapid turnover protein　　64
Rapid Turnover Protein：RTP　　41
REE　　48, 49
refeeding syndromeの機序　　57
Retinol Binding Protein：RBP　　42

S

Se　　53
SGA　　38, 60, 64
SGA シート　　38
Syndrome of inappropriate secretion of antidiuretic hormone：SIADH　　9, 13

T

TLC　　43
Total Parenteral Nutrition：TPN　　4

TP　　40
transferrin：Tf　　41
transthyretin：TTR　　41
TSF　　40, 41

U

UUN　　42

V

Volume Depletion　　4

Z

Zn　　53

数字・その他

％体重変化　　39
％通常時体重　　39
％理想体重　　39
1 号液（開始液）　　10
3 ％食塩液の処方例　　13
3 号液（維持液）　　11
3-メチルヒスチジン（3-Mehis）　　42
4 号液（術後回復液）　　11
5 ％ブドウ糖液　　10
γ-リノレン酸　　55

===== 和文 =====

あ

亜鉛　　53
悪性腫瘍　　56
アシドーシス　　27, 28, 29
アシドーシスの症候　　26
アスパラギン酸K　　35
アスピリン　　28
アニオンギャップ　　23
アミノ酸　　49, 50, 58, 71

アミノ酸投与量　　50
アミノレバンEN 半消化体栄養　　71
アルカリ投与　　25
アルカローシス　　27, 28, 29
アルカローシスの症候　　27
アルギニン　　55
アルコール性肝炎　　69
アルブミン　　41
安静時エネルギー消費量　　48

安全係数　9
アンモニア代謝　71

い

胃液の喪失　9
異化　36, 58
異化亢進　66
維持輸液量　9, 10
胃瘻（ろう）からの栄養投与　45
陰イオン　2, 23
インスリン　33, 51, 57
咽頭期　46, 47
インラインフィルター　58

え

栄養状態のスクリーニング　38
栄養チューブ関連合併症　46
栄養チューブ接触　46
栄養投与ルート　43
栄養評価法　38
エネルギー　65, 66
エネルギー投与量　50
塩基とは　18
遠位尿細管　19
エンドトキシン　55

お

黄疸　71
嘔吐　9
オリゴ糖　55

か

過換気症候群　26
核酸（RNA）　55
活動係数　48, 60
カテーテル感染症のリスク　43

カテーテル感染予防　46
カテーテル関連合併症　45
カテーテル先端の留置位置　44
カテコールアミン　26
果糖　51
カリウム　57, 65, 66
カルシウム含有製剤　10
カルニチン　71
カロリー補給　54
肝硬変　11, 54
肝硬変の重症度分類（Child-Pugh 分類）
　70
肝疾患における推奨投与エネルギー量
　70
肝性脳症　70, 71
間接熱量計　49
間接熱量測定　48, 49
完全静脈栄養法　4
肝臓の機能　69
肝不全用栄養剤　56, 71
肝不全用経腸栄養剤　54
肝予備能の指標　42

き

飢餓時の異化の状態　36
希釈尿　11
キシリトール　51, 55
偽性低 Na 血症　12
基礎エネルギー必要量　47
客観的栄養評価　40
急性アシドーシス　24
急性相タンパク　41
経腸栄養　46
経腸栄養剤の特徴　54
経腸栄養剤の分類　53
経腸栄養のメリット　55

近位尿細管　19, 20

く

グァーガム　55

口渇感　3, 7

クッシング症候群　14

グリコーゲン　69, 72

グルコン酸カルシウム　33

グルタミン　19, 55

クレアチニン身長係数　42

グロブリン分画　40

クロム　55

クワシオルコル　37

け

経口摂取困難時　47

経口摂取不良　70

軽度栄養障害　39, 43, 65

経鼻からの栄養投与　45

血圧維持機能　4

血液透析　65

血漿浸透圧　3

血漿浸透圧調節　11

血清 Na 濃度　7

血清アルブミン　23, 41, 64, 70

血清カリウム値　66

血清コレステロール　64

血清浸透圧値　23

血清浸透圧ギャップ　23

血清総タンパク（TP）　7, 40

血清タンパク　41

血清ナトリウム濃度　12

血清尿素窒素（BUN）　65

血清ビリルビン　70

血清プレアルブミン　64

血清リン値　66

血中アミノ酸バランスの是正　56

血糖コントロール　32

ケトアシドーシス　21, 24

下痢　9, 11

嫌気性代謝　27

検査値のモニタリング　43

原疾患に対する治療例　24

原発性アルドステロン症　14

原発性胆汁性肝硬変時ビリルビン　70

こ

高 Cl 性アシドーシス　23

高 K 血症　27, 33

高 Na 血症　13

高 Na 血症の治療　14

高 Na 血症の分類　14

高アンモニア血症　54

抗がん剤治療中　46

高ガンマグロブリン血症　12

口腔期　46, 47

口腔準備期　46, 47

高クロール性代謝性アシドーシス　10

高血圧　63

鉱質コルチコイド反応性低 Na 血症　13

甲状腺機能低下　11

高浸透圧性昏睡　57

高張性脱水　4, 5, 7

高度栄養障害　39, 43

口内炎発症時　47

高濃度糖加維持液（糖質7.5%以上）　11

抗利尿ホルモン（ADH）　3

抗利尿ホルモン不適切分泌症候群　9, 13

高リン血症　66

呼吸・腎障害時　22

呼吸商　51, 56

呼吸性アシドーシス　20, 22, 29

呼吸性アシドーシスの原因　　21

呼吸性アルカローシス　　20, 22, 29

呼吸性アルカローシスの原因　　21

呼吸性因子　　20

呼吸代償の予測　　24

呼吸中枢刺激剤　　25

呼吸不全用栄養剤　　56

骨格筋タンパク量の指標　　40

コバルト　　53

コリンエステラーゼ　　42

コルチゾール　　11

混合型脱水症　　4, 6, 7

混合性酸塩基平衡異常　　24

さ

細胞外液　　1

細胞外液過剰　　13

細胞外液による緩衝系　　19

細胞内液　　1

酢酸リンゲル液　　10

サルコペニア発症のリスク　　71

酸塩基平衡異常　　18, 20

酸塩基平衡異常の治療方針　　24

酸塩基平衡の調節　　18

酸とは　　18

酸の負荷（CO_2）　　18

し

糸球体濾過液　　20

糸球体濾過量　　62

脂質　　50

視床下部浸透圧受容体　　3

脂肪肝　　70

脂肪投与　　58

就寝前軽食摂取療法　　54

重炭酸イオン　　19

重炭酸脱水素酵素　　19

重炭酸リンゲル　　10

重度栄養障害　　65

主観的包括的評価　　38, 40

循環血漿　　1

循環血漿量　　11

消化液の喪失　　9

消化管性アシドーシス　　23

消化吸収障害用　　55

消化態経腸栄養剤　　53

脂溶性ビタミン　　52

上大静脈のカテーテル留置　　44

小腸（空腸）瘻（ろう）からの栄養投与　　45

静脈栄養　　45

静脈炎　　45

上腕筋肉周囲面積　　40

上腕三頭筋皮下脂肪厚　　40

上腕筋囲　　40

食塩　　66

褥瘡治療　　56

褥瘡用栄養剤　　56

食道期　　46, 47

除脂肪組織　　42

除脂肪体重　　36

腎移植　　63

腎炎　　63

腎からの水分喪失　　14

腎機能障害　　9, 10

人工濃厚流動食　　54

腎臓　　62

身体測定法　　41

診断アルゴリズム　　12

浸透圧性脱髄症候群　　13, 17

浸透圧調節　　3

腎尿細管性アシドーシス　　21, 23

腎の調節機構　20
腎不全用栄養剤　56
心房性ナトリウム利尿ペプチド　13

す

水素イオン　18
錐体外路障害　47
水分過剰　13
水分欠乏型脱水　4
水分欠乏性脱水症　4, 6, 7
水分欠乏性脱水症の症候と重症度　8
水分欠乏量　7
水分の必要量　2
水溶性ビタミン　51
ストレス係数　48, 60

せ

成分栄養剤　53
生理食塩液　10, 25
生理食塩水　33
摂食・嚥下機能　46
摂食嚥下の5期　46, 47
セレン　53
先行期　46, 47

そ

臓器タンパク質　42
総リンパ球数　43
組織間液　1
ソルビトール　51

た

体液区分中の電解質組成　2
体液電解質の構成成分　1
体液のpH　18
体液量の調節機構　3

体脂肪量の指標　40
代謝性アシドーシス　18, 20, 22, 23, 28, 62
代謝性アシドーシスの原因　21
代謝性アルカローシス　18, 20, 22, 23, 25, 28
代謝性アルカローシスの原因　21
代謝臓器　69
体重の変化　9
代償機能　21
代償性肝硬変　70
脱水症の種類　4, 6, 7
脱水のタイプによる臨床症状　5
多発性嚢胞腎　63
タピオカデキストリン　55
炭酸-重炭酸系　19
単純性酸塩基平衡異常　24
単糖類　51
タンパク異化亢進　65
タンパク質　49, 65, 66, 67
タンパク質系　19
タンパク質投与量設定　50
タンパク質分解誘導因子　56
タンパク不耐症　54

ち

窒素死　36
窒素平衡　58
中心静脈からの栄養投与　43
中枢神経疾患　13
中等度栄養障害　39, 43, 65

て

低K　57
低K血症　25
低Mg血症　57

低 Na 血症の診断アルゴリズム　　11

低 Na 血症の治療　　13

低 Na 血症の分類　　12

低 P　　57

低アルブミン血症　　71

低栄養　　37

低酸素血症　　25, 26

低タンパク血症　　37, 62

低張性脱水　　5

デキストリン　　53

テタニー　　25

鉄　　53

電解質バランス　　2

電解質輸液の基本　　10

天然濃厚流動食　　54

と

銅　　53

糖質　　51, 71

糖新生　　69

透析　　62

透析患者　　64, 65

糖代謝とビタミン B_1　　52

糖タンパク　　41

等張性脱水　　5

糖尿病性ケトアシドーシス　　23, 24, 32, 57

糖尿病用栄養剤　　55

糖の摂取　　57

動脈血での正常値　　28

投与エネルギー　　67

ドライウエイトとは　　64

トランスサイレチン　　41

トランスフェリン　　41

トルバプタン　　14

な

ナイアシン　　51

に

二次性アルドステロン症　　34

二糖類　　51, 53

乳酸アシドーシス　　21, 23, 24, 52, 58

乳酸アシドーシスの原因　　31

乳酸リンゲル　　10

尿 Na 濃度　　11

尿アルブミン /Cr 比　　63

尿アルブミン定量　　63

尿崩症　　14

尿浸透圧　　3

尿素窒素　　42

尿蛋白 /Cr 比　　63

尿蛋白定量　　63

尿中クレアチニン　　42

尿毒症性アシドーシス　　23

ね

ネフローゼ症候群　　64

の

脳症　　70

は

バイタルの安定化　　10

肺胞換気量　　25

パラチノース　　55

半固形化経腸栄養剤　　56

半消化態経腸栄養剤　　53

パントテン酸　　51

ひ

ビオチン　　51

103

ビタミン　51

ビタミンA　52

ビタミンB_1　51, 58

ビタミンB_{12}　52

ビタミンB_2　51

ビタミンB_6　51

ビタミンC　52

ビタミンD　52

ビタミンE　52

ビタミンK　52

非タンパク熱量/窒素比　58

必須脂肪酸欠乏症　50

ヒトの体重に占める水分の割合　1

病態別経腸栄養剤　54

病歴聴取　39

微量元素　53

微量元素製剤　58

ふ

不感蒸泄　2, 10

不揮発酸　18

副腎不全　11

腹水　70

腹膜透析　65

ブドウ糖　51

プレアルブミン（PA）　41

プロトロンビン時間　70

分岐鎖アミノ酸　54, 56, 71

分食　72

へ

ヘマトクリット（Ht）　7

ヘモグロビン系　19

ヘモクロマトーシス　59

ほ

芳香族アミノ酸　56, 71

補正HCO_3^-　23, 30

補正HCO_3^-値　29

ホメオスタシス　18

ま

マグネシウム　57

末梢静脈栄養法　4

末梢静脈からの栄養投与　45

マラスムス　37

マルトース　51

慢性腎疾患　62

み

水バランス異常　11

ミセル　56

ミルク・アルカリ症候群　28

め

免疫調整型経腸栄養剤　55

免疫賦活型経腸栄養剤　55

も

毛細血管　20

や

薬剤性SIADH　11

ゆ

有意な体重変化　39

輸液の投与量　9

よ

陽イオン　2

葉酸　51

ヨウ素　53
予後推定栄養指数　43
予測排泄量　9

り

リポタンパクリパーゼ　58
リン　57, 65, 66
リンゲル液　10

リン酸　19

れ

レチノール結合タンパク　42
レニン　11
レニン・アンギオテンシン・アルドステロン系　2, 3, 4

===== 医薬品名 =====

KN1号®　10
KN3号®　11
KN4号®　11
アミノレバン EN®　54
エネーボ®　54
エレンタール®　54
エレンタール P®　54
エンシュア®　54
エンシュア H®　54
ソリタ T1号®　10
ソリタ T3G®　11
ソリタ T3号®　11
ソリタ T4号®　11
ソルデム 1®　10
ソルデム3A®　11
ソルデム3AG®　11
ソルデム6®　11
ツインライン®　54
プルモケア®　56
プロシュア®　56
ヘパン ED®　54
ラコール®　54

●● 新・薬剤師のための 輪液・栄養療法 第2版 ●●

2018年11月21日　第1刷発行

編　集　一般社団法人 東京都病院薬剤師会

発　行　株式会社 薬事日報社

　　　　〒101-8648　東京都千代田区神田和泉町1番地

　　　　電話　03-3862-2141（代表）　FAX　03-3866-8408

　　　　URL　http://www.yakuji.co.jp

印刷・製本　昭和情報プロセス 株式会社

表紙デザイン　株式会社 アプリオリ

ISBN978-4-8408-1478-2

・落丁・乱丁本は送料小社負担でお取り替えいたします.